藏書

珍藏版

黄帝内经

赵文博 主编

捌

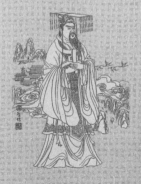

辽海出版社

目 录

九、咳嗽病类

咳嗽，是一个症状，所以《内经》说："五脏六腑皆令人咳，非独肺也。"咳嗽的诱因，常因于外感，所以《内经》又说，"感于寒之为病，微则为咳。"徐灵胎在其《慎疾刍言》中说，"伤风不醒则成痨，"治早治小重视诱因也。《内经·咳论》详于五脏六腑的咳嗽症征，并阐述了相关的证候反应。如咳而呕，此胃气上逆也，咳而遗尿，此咳久气虚，膀胱失禁也。说明人是一个整体，绝不能见咳止咳，如"掘井及泉水即在此"，以局部观点而概括全局也。《内经》在咳论中，最后总结一条经验，"此皆聚于肺，关于胃"，乃画龙点睛之笔。

（一）概　述

【原文】

肺之令人咳何也？岐伯对曰：五脏六腑皆令人咳，非独肺也。……皮毛者肺之合也，皮毛先受邪气，邪气以从其合也。其寒饮食入胃，从肺脉上至于肺，则肺寒，肺寒则外内合邪，因而客之，则为肺咳。（《素问·咳论》）

【名家论述】

张志聪："肺主气而位居尊高，受百脉之朝会，是咳

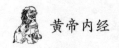

虽肺证，而五脏六腑之邪皆能上归于肺而为咳。"

高士宗："皮毛先受邪气，则外寒，饮食寒气入肺，则内寒，外内合邪，因而客之于肺，是为肺咳，此言形寒饮冷而为肺咳也。"

【原文】

感于寒则受病，微则为咳，甚则为泄为痛。(《素问·咳论》)

【名家论述】

张景岳："邪微者浅而在表（肺合皮毛），故为咳。甚者深而入里为痛，较濡泻为尤甚矣。"

（二）分　述

【原文】

肺咳之状，咳而喘息有音，甚则唾血。(《素问·咳论》)

【名家论述】

王冰："肺藏气而应息，故咳则喘息而喉中有声，甚则肺络逆故唾血也。"

张景岳："唾血者，随咳而出，其病在肺，与呕血者不同。"

【凡按】

此属痰热壅肺，肺失清肃，治宜涤痰清热，肃肺降逆，与《千金》韦茎汤，即韦茎、苡仁、桃仁、冬瓜子四味药组成。此方具有下热散结通瘀之功，为清肃肺脏之良剂。"唾血"乃咳甚而肺络损伤，本方加白及、田三七，则止血而不凝瘀。

【原文】

心咳之状，咳则心痛，喉中介介如梗状，甚则咽肿喉痹。(《素问·咳论》)

【名家论述】

张景岳："心脉起于心中，出属心系，上挟于咽，故病喉中梗介，咽肿喉痹也，介介如有所梗，妨碍之意。"

【凡按】

此属心火上炎，治宜清热泻火，润肺止咳，与凉膈散去硝黄。取方中之连翘、山栀以清心经郁热；火郁宜发，故

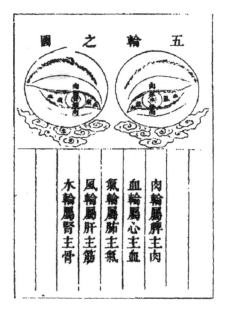

《医宗金鉴·眼科心法》中的五轮图

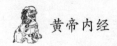

用竹叶、薄荷以宣发之，甘草、白蜜以缓和之；手少阴之脉其支者从心系上挟咽，故喉中介介如梗状，加桔梗合甘草名甘桔汤；再加杏、木蝴蝶润肺清咽以止咳。

【原文】

肝咳之状，咳则两胁下痛，甚则不可以转，转则两胠①下满。（《素问·咳论》）

【注释】

①胠：音区，即胁肋。杨上善曰："胠，有本作胁也"。

【名家论述】

张志聪："肝邪上乘于肺则为咳，甚则下逆于经而不可以转，转则胠下满也。"

【凡按】

咳动肝气，治宜清肺平肝，与泻白散合金铃芍甘汤。方中之桑白皮泻肺气之有余，能利二便；地骨皮泻肺中伏火，凉血退蒸；甘草、粳米清肺而养胃；肝主疏泄，郁则两胁下痛，故合金铃子以泄肝；白芍以平肝、延胡疏肝止痛；甘草缓肝以调胃，共奏舒肝止咳之功。

【原文】

脾咳之状，咳则右胁下痛，阴阴引肩背，甚则不可以动，动则咳剧。（《素问·咳论》）

【名家论述】

张景岳："脾脉上膈挟咽，其支者复从胃别上膈，故为胁下痛而阴阴然痛引肩背。脾应土，其性静，故甚者不可以动，动则增剧也。"

【凡按】

此属升降失司，治宜润肺、健脾、纳气归肾。余治此，常用六君子汤健脾助化，以治"生痰之源"，杏仁、冬花、木蝴蝶润肺清咽止咳。咳甚不可以动，动则咳剧，属肾不纳气，加淮药、杜仲、补骨脂补肾纳气，以固其根本，用之屡验。

【原文】

肾咳之状，咳则腰背相引而痛，甚则咳涎。(《素问·咳论》)

【名家论述】

张景岳："肾脉贯脊系于腰背，故相引而痛，其直者入肺中循喉咙，故甚则咳涎，盖肾为水藏，主涎饮也。"

【凡按】

此属肾阳不足，水气上泛，治宜温阳利尿，与真武汤。《未刻叶氏医案》云："阳微饮逆，咳嗽呕噁，必用真武制水之剂，此"上病下取"之法也。

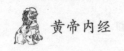
【原文】

脾咳不已，则胃受之，胃咳之状，咳而呕，呕甚则长虫出。(《素问·咳论》)

【名家论述】

张景岳："脾与胃合，故脾咳不已，胃必受之，胃不能容，则气逆为呕。长虫，蛔虫也，居小肠之中，呕甚则随气而上出。"

【凡按】

治宜温胃安蛔，与椒梅理中汤。用黄连 1 克泡水兑药，以少量多次分服，蛔得花椒之辛则麻痹，得乌梅之酸则体软失控，得黄连之苦则下行。

【原文】

肝咳不已，则胆受之，胆咳之状，咳呕胆汁。(《素问·咳论》)

【名家论述】

王冰："肝与胆合，又胆之脉从缺盆以下胸中，贯膈络肝，故肝咳不已，胆受之也，胆气好逆，故呕出苦汁也。"

【凡按】

咳呕胆汁是胆胃同病，治宜利胆和胃，可与黄连温胆汤，方中的茯苓、半夏、陈皮和胃止呕；枳实、黄连、竹茹利胆除烦，乃胆胃同治之法；再加杏仕、冬花则止咳更速。

【原文】

肺咳不已，则大肠受之，大肠咳状，咳而遗矢。(《素问·咳论》)

【名家论述】

王冰："肺与大肠合，又大肠脉入缺盆络脉，故肺咳不已，大肠受之，大肠为传导之府，故寒入则气不禁焉。"

【凡按】

此久咳气虚大肠受累，咳而遗矢，则"中气不足，溲便为之变也"，治宜温肺以固肠，可与理中汤合杏仁、百合、冬花、淮山药、杜仲、补骨脂、益智仁，温其中则上下之病皆愈。

【原文】

心咳不已，则小肠受之，小肠咳状，咳而失气[①]，气与咳俱失。(《素问·咳论》)

【注释】

①失气：即放屁。

【名家论述】

王冰："心与小肠合。又小肠脉入缺盆络心，故心咳

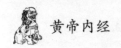

不已，小肠受之，小肠寒盛，气入大肠，咳则小肠气下奔，故失气也。"

【凡按】

心与小肠相表里，心咳久而肠虚，则气下陷而放矢气，宜与苓桂术甘汤助脾健运，合党参、黄芪、炙远志、枣仁益心阳以提振下陷之气，则循环正常，咳嗽失气自己。

【原文】

肾咳不已，则膀胱受之，膀胱咳状，咳而遗溺（尿）。（《素问·咳论》）

【名家论述】

王冰："肾与膀胱合，又膀胱脉从肩髃内侠脊，抵腰中，入循膂，络肾属膀胱，故肾咳不已，膀胱受之，膀胱为津液之府，是故遗溺。"

【凡按】

肾虚久咳，动则气喘，此上虚不能制下，肾虚不能纳气，且肾咳之状常为冲咳，故上下失控而尿自遗出，此症衰老患者为多见，与"膀胱不约为遗尿"证同而因异。宜缩泉丸加人参、胡桃、炮姜、炙草，上下同治可以收效。

【原文】

久咳不已，则三焦受之，三焦咳吠，咳而腹满，不欲

食饮。(《素问·咳论》)

【名家论述】

张景岳:"久咳不已,则上中下三焦俱病,出纳升降皆失其和,故腹满不能食饮。"

吴崑:"久咳不已,则伤元气,故三焦受邪而令咳,且腹满不欲食饮,所以然者,三焦火衰,不足以生胃土也。"

【凡按】

"咳而腹满,不欲食饮",病在上焦之纳、中焦之化、下焦之排出,故曰:"三焦受之",实质上是久咳气虚,而脾胃之阳不足,宜附子理中汤加砂仁、鸡内金,温中暖下以助化。

【原文】

此皆聚于胃,关于肺,使人多涕唾,而面浮肿气逆也。(《素问·咳论》)

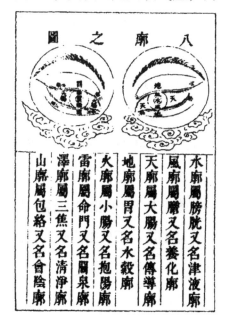

《医宗金鉴·眼科心法》中的八廓图

【名家论述】

马莳:"夫五脏六腑之咳如此,然皆聚于

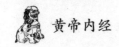

胃，以胃为五脏六腑之主也。关之于肺，以肺先受邪，而后传之于别脏别腑也，使人多涕唾，而面浮肿，皆以气逆于上故耳，此乃脏腑咳疾之总语也。"

【凡按】

"聚胃关肺"是《咳论》画龙点睛的总结性文字，说明治咳既要注意外在的诱因，如"感于寒之为病，微则为咳，甚则为泄为痛"，更要注意内在的因素，咳虽有脏腑之分，但咳而"多涕唾，而面浮肿"，甚则呕吐，皆胃气上逆的临床表现，此气聚痰凝的机理，在治疗肺的同时，结合和胃降逆，顺气化痰，特别注意生痰之源的脾，和水泛为痰之肾，所谓"润肺、健脾、纳肾气"进行整体调节，则事半功倍矣。此即"寓防于治"的道理。

【原文】

劳风法在肺下①，其为病也，使人强上冥视②，唾出若涕③，恶风而振寒，此为劳风之病。帝曰：治之奈何？岐伯曰：以救俯仰④，巨阳引⑤，精者三日，中年者五日，不精者七日⑥，咳出青黄涕，其状如脓，大如弹丸，从口中若鼻中出，不出则伤肺，肺伤则死也。（《素问·评热病论》）

【注释】

①劳风法在肺下：劳谓肾劳也，肾脉者从肾上贯肝

膈，入肺中，故肾劳风生，上居肺下也。胡天雄云："肺下犹言肺内"，可从。

②强上冥视：强上即项强，冥视即瞑视（视不审貌）。

③唾出若涕：丹波元简曰："古无痰字，此云唾出若涕，谓吐稠痰也。"

④以救俯仰：尤在泾曰："肺主气而司呼吸，风热在肺，其液必结，其气必壅，是以俯仰皆不顺利而喘，故曰当救俯仰也，救俯仰者，即利肺气，散邪气之谓。"

⑤巨阳引：巨阳，指足太阳膀胱经，凌耀星云："引"是针刺用词。"故善用针者，从阴引阳，从阳引阴"，"巨阳引"是言针刺足太阳膀胱经穴位。张璐云："邪在肺下，既不能从表而解，又非实热燥结，可攻下而除，势必借资膀胱气化上吸胸中，使闭郁之邪从下引而解。"

⑥精者：指强壮人，凌耀星云："年少者只须三日，中午者五日，老年者七日。"针后愈期常随体质而定。

【凡按】

此证多见于哮喘、慢性支气管炎的急性发作，以及肺胀、肺痈等病，从"咳出青黄涕，其状如脓"来分析，常见于慢支的急性发作；"咳出如脓，弹丸大"，常见于肺痈。

金如寿治1例，男，32岁，因患胰腺脓肿，手术治疗后，仍反复高烧，近日反增咳嗽，左侧胸痛吐脓痰，状如

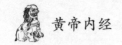
弹丸极臭，肺部摄片："左下肺外带鸡蛋大小之片均不均匀模糊阴影中有 3 厘米大小的透光区，隐见一液平面。"诊断为：转移性左下肺脓疡。转中医治疗时已反复高烧近三个月，面色㿠白，气息低微，咳吐频繁，脉象弦滑数、舌苔黄腻，据证分析，此属肺痈、气阴两亏，治宜益气养阴，清热解毒，化瘀排脓，用千金苇茎汤加鱼腥草、半边莲、黄芩、桔梗、银花、甘草，以太子参代饮。三剂后热已退，吐脓减少，食纳增进。药已生效，继服原方 14 剂，咳痰无脓，胸痛缓解。X 线透视，液面消失，脓腔愈合，苔转薄白，脉呈缓细，改用太子参、黄精、甘草益气养阴，白及、鱼腥草修复损伤之络，防止其复燃，以此善后而疗效巩固。

十、喘（哮）病类

喘，非独立性疾病。《内经》从多角度说明这个问题。在病因方面，既注重外邪壅肺为实，又注重内邪干肺为虚。在病机方面，肺主气而肾主水，水气之调节在于脾胃的升降。至于"盈胸仰息"，"喘喝鼻张"的症征，则虚实均见，但病起于暂，气壮声粗；病延于久，气微息弱，是可以辨其盛衰的。至于"劳则气耗"，表现为"喘而汗出"，甚至导致"内外皆越"的变化，则是人为因素，自我牺牲也。

（一）概　述

【原文】

邪在肺，则病皮肤痛，寒热，上气喘，汗出。（《灵枢·五邪篇》）

【名家论述】

马元台："邪行于肺，皮为肺之合，故皮肤痛，发为寒热，气上而喘，汗出者，以腠理疏也。"

【原文】

肺病者，喘咳逆气，肩背痛，汗出。（《素问·脏气法时论》）

【名家论述】

张景岳："此肺经之实邪也，肺藏气，主喘息，在变动为咳，故病则喘咳逆气。背为胸中之府，肩接近之，故肩背为痛。肺主皮毛，因咳而疏，泄乃汗出。"

【凡按】

以上二条，即属概　述又属分述，都是邪在肌表，肺失肃降，治宜解肌平喘，与桂枝加厚朴杏子汤。以上二证均有汗出，故不用麻黄之发表，而月桂枝解肌，加杏仁以润肺止咳，厚朴宽肠降气，以肺与大肠相表里也。

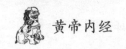

（二）分　述

【原文】

肺藏气，气舍魄，肺气虚则鼻塞不利少气，实则喘喝，胸盈仰息。（《灵枢·本神篇》）

【名家论述】

张景岳："喘喝，气促声粗也，腌盈，胀满也，仰息，仰面而喘也。"

【凡按】

此属实证，面如重枣，脉洪有力，与葶苈大枣泻肺汤。朱良春氏说："葶苈子为泻肺强心佳药，但因其苦寒降泻，通利邪气之有余，不能补益正气之不足，故虚人宜慎用。"如困倦乏力者加党参、黄芪、白术、甘草。

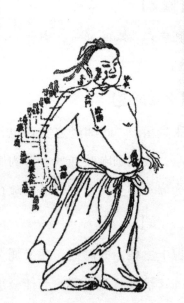

【原文】

肺病者，喘息鼻张。

《十四经发挥》图中的手阳明大肠经之图

（《灵枢·五阅五使篇》）

【名家论述】

陈璧琉："诊察五官与气色，可以测候五脏的病变。如肺脏有病时，可以见喘息气促，鼻孔扇张的外部证候。

【凡按】

夏度衡治1例哮喘，女，33岁，证见胸闷气喘，鼻翼煽动，喉中哮鸣有声，口苦，舌体肿胀，色淡，边有齿痕，苔薄白而润、脉沉细。此属内有沉寒，复感时至之风寒也。舌体肿胀，边有齿痕，为宿痰遏阳之征，苔薄白而润，示风寒在表，阳虚不能抗邪外出，故脉不浮紧而反沉细。治宜温中发表，化痰利气为法。与五积散5剂，汗出恶寒止，哮喘明显减轻，续服5剂，哮喘基本控制。带原方5剂返家以图巩固（《奇效验案》）。此肺气失宣，促使鼻翼煽动以助呼吸也，可见于虚实二证。亦有本虚标实，表里俱寒之证。今人一见咳喘，常为支气管炎的"炎"字所惑，辄用清热之剂，反寒凉冰伏，读此案后应深思之。

【原文】

肺之壅①，喘而两胠②满。（《素问·大奇论》）

【注释】

①肺之壅：张志聪："壅者，谓脏气满而外壅于经络也。"

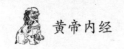

②两胠：胠音区，胠，腋下胁部。

【名家论述】

王冰："肺藏气而外主息，其脉支别者，从肺系横出腋下，故喘两胠满也。"

【凡按】

气喘与皮肤息息相关，治宜宣肺平喘，与定喘汤。本方开肺用麻黄，润肺用杏仁、冬花，清肺热用桑皮、黄芩，"此皆聚于胃，关于肺"，故用苏子、半夏降气以和胃；白果收涩定喘而清金，为散寒、清热、降气、定喘之良方。

喘甚而汗出者此方不忌麻黄，以麻黄开肺平喘而汗自止，如麻杏甘石汤之例是也。

【原文】

犯贼风虚邪者，阳受之。……阳受之则入六腑，……入六腑，则身热不时卧，上为喘呼。（《素问·太阴阳明论》）

【名家论述】

张志聪："入六腑者，谓阳明为之行气于三阳。阳明病，则六腑之气皆为之病矣。阳明主肉，故身热；不时卧者，谓不得以时卧也。阳明者，胃脉也，胃者水谷之海，其气亦下行，阳明逆，不得从其故道，故不得卧也。《下经》曰:'胃不和则卧不安',此之谓也。"

【凡按】

此属外感风邪化热致喘,治宜宣肺清热,与麻杏甘石汤,加半夏、秫米。以麻黄发肺邪,石膏清肺热,杏仁下肺气,甘草缓肺急,再加半夏、秫米和胃降逆,则肺胃气平,其卧立至。

【原文】

不得卧,卧则喘者,是水气之客也。夫水者,循津液而流也,肾者,水脏,主津液,主卧与喘也。(《素问·逆调论》)

【名家论述】

张景岳:"水病者,其本在肾,其末在肺,故为不得卧,卧而喘者,标本俱病也。"

【凡按】

此脾肾阳虚,水饮内泛,必须温中暖下以壮脾肾之阳,则喘自平而卧自安。叶天士所谓"阳虚水泛",宜真武汤温阳利尿,此上病下取法也。

【原文】

水病下为胕肿大腹,上为喘呼,不得卧者,标本俱病,故肺为喘呼,肾为水肿,肺为逆不得卧。(《素问·水热穴论》)

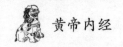

【名家论述】

张景岳："水之本在肾，标在肺，标本俱病，故在下则为肘肿大腹，在上则为喘呼不得卧。"

【凡按】

此属肾阳不足，水泛于肺，治法与上条同，宜温阳利水，与真武汤。

【原文】

颈脉动，喘疾咳，曰水。（《素问·平人气象论》）

【名家论述】

张景岳："颈脉谓结喉旁动脉，足阳胆之人迎也。水气上逆。反侵阳明，则颈脉动，水溢于肺则喘息而疾咳。"

【凡按】

此属心脏性喘息，多见于慢性肺源性心脏病，心衰的主要表现为颈静脉怒胀搏动明显，双下肢水肿，故曰"颈脉动，喘疾咳，曰水。"其基本病理改变为气虚，血瘀、水饮。其中以气虚为本。急则治标，如喘咳气粗，面如重枣，舌紫苔黄，脉洪有力，宜葶苈大枣泻肺汤，泻肺平喘面通水气；如声粗气喘，面唇乌柴，舌柴苔黑，脉象弦涩，宜二味参苏饮，活血化瘀以畅循环。缓则治本，如喘疾声细，面色灰暗，舌胖苔白，脉律不整，伴有胸闷气短，手足冷感者，宜肺，脾，肾同治方，用红参、附片、白术、茯苓、黄芪、肉桂、远志、枣仁、五灵脂。前仁、人参、五灵脂同用则化瘀之力强，黄芪、车前子同用则利水之力足，此临证察机，见微知著，先治其标，后治其本也。

【原文】

肾病者，腹大胫肿，喘咳身重，寝汗出，憎风。（《素问·脏气法时论》）

【名家论述】

高士宗："肾为水脏，水逆于下，故腹大胫肿。肾为生气之原，奔气上迫，故喘咳。生阳之气，不周于身，故身重。"

【凡按】

此属虚喘，为阳虚水泛，治宜温阳利水，与真武汤。

【原文】

阴争于内，阳扰于外，魄汗未藏，四逆而起，起则熏肺，使人喘鸣。（《素问·阴阳别论》）

【名家论述】

张景岳："此兼表里以言阴阳之害也。表里不和，则或为脏病，则阴争于内也；或为经病，则阳扰于外也。然或表或里，皆干于肺，盖肺主气，外合皮毛，为五脏六腑之长。魄汗未藏者，表不固也，四逆而起者，阳内竭也，

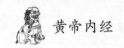

甚至正不胜邪，则上熏及肺，令人气喘声鸣。此以营卫下竭，孤阳独浮，其不能免矣。"

【凡按】

此属元气亏虚，阳浮喘鸣，治宜补肾纳气，与人参蛤蚧散加熟地炭、淮山药、山茱萸、杜仲、补骨脂、核桃肉、砂仁，用炉中覆灰则火不灭的方法处理。如肢冷脉微，舌淡口和者，加附片合人参以回阳固脱，此景岳所谓："营卫下竭，孤阳独浮"之证也。

【原文】

秋脉……，毛而微，此谓不及。……其不及，则令人喘，呼吸少气而咳。(《素问·玉机真脏论》)

【名家论述】

张志聪："毛而微，是中央两旁俱虚，此所生之母气不足，而致肺气更衰微。"

【凡按】

此肺气虚弱之证，治宜补肺平喘，与人参胡桃散，二味等份研细，装入胶囊，每囊0.5克，每服6个胶囊，日夜4次，温开水送下。此徐灵胎服参治喘法也。

【原文】

大骨枯槁，大肉陷下，胸中气满，喘息不便，其气动形，期六月死，真脏脉见，乃予之期日。(《素问·玉机真

脏论》)

【名家论述】

张景岳：“大骨大肉皆以通身而言，如肩、背、腰、膝，皆大骨也。尺肤臀肉，皆大肉也。肩垂项倾，腰重膝败者，大骨之枯槁也，尺肤既削，臀肉必枯，大肉之陷下电。肾主骨，骨枯则肾败矣。脾主肉，肉陷则脾败矣。肺主气，气满喘息则肺败矣。气不归原，形体振动，孤阳外浮而真阴亏矣。三阴亏损，死期不出六月，六月者，一岁阴阳之更变也。若其真藏脉已见，则死促矣。”

【原文】

肝脉搏坚而长，色不青，当病坠若搏，因血在胁下，令人喘逆。（《素问·脉要精微论》）

【名家论述】

张志聪：“肝藏血而主色，脉盛而色不见者，血蓄于下也，当病坠伤，或为搏击所伤。因血凝胁下，故令人喘逆，盖肝脉贯膈上注肺，血积于下，则经气上逆而为喘也。”

【凡按】

此属血瘀胁下，迫肺喘逆之证，治宜化瘀平喘。叶天士云：“初病在经，久病入络”，“肝脉搏坚而长，瘀积明征”。可采用《通俗伤寒论》所述何秀山的辛润通络法，

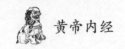

即三仁绛覆汤，栝蒌仁（霜）、柏子仁（霜）、桃仁、泽兰、新绛（茜草代）、归须、旋覆花、青葱，合失笑散，通络活血，化瘀止痛良效。

【原文】

夜行则喘出于肾，淫气病肺；有所坠恐，喘出于肝，淫气害脾；有所惊恐，喘出于肺，淫气伤心；度水跌仆，喘出于肾与骨，当是之时，勇者气行则已，怯者则着而为病也。（《素问·经脉别论》）

【凡按】

本段所述之喘，是指一时遭受惊恐、恚劳等原因所引起的呼吸迫促。但如体质不强，或持久太过，就有发生喘病的可能。《难经》说："呼出心与肺，吸入肾与肝。"由此可见喘病的病理和呼吸的生理都与五脏有着密切的关系。总之，不论何脏的病变，只要有气机失常，影响到肺的肃降功能，都可以发生喘病。

【原文】

劳则喘息汗出，外内皆越①，故气耗矣。（《素问·举痛论》）

【注释】

①越：散越之意。《素问·生气通天论》云："阳气者，烦劳则张。"烦劳使阳气过于鸱张而向上向外散越，

则为喘息汗出，元气耗损。

【名家论述】

张景岳："疲劳过度，则阳气动于阴分，故上奔于肺而为喘，外达于表而为汗。阳动则散，故内外皆越而气耗矣。"

【凡按】

此属劳伤肾气，治宜补肾纳气。叶天士云："此下焦空厥，厥气上逆，喘急短气，宜桂都气丸。"即《金匮》肾气丸去附片者。如汗出气促，肢冷脉微者，必须与参附以固脱。

十一、呕吐哕病类

呕吐有声有物，病位在胃肠、食道。《内经》指出寒热虚实的病候，如势缓呕稀，其人静者属寒；势急呕频，其人躁急属热。唾出清水为脾胃虚寒，口苦、呕涌为胆胃热炽。病浅而哕，嚏则气达而可已；病深而哕，乃胃气已败，虽治无功。至于腹痛胀满，大便不嗵，而口吐粪水，乃肠道梗阻，急：宜：上病下取，斟酌于手术和非手术疗法也。

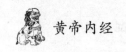
（一）概　述

【原文】

诸痿喘呕，皆属于上。（《素问·至真要大论》）释见中篇《病机》。

【凡按】

肺主一身之气，气机不利，则肺失清肃而上逆为喘。影响到胃气，则上逆而为呕。一般喘呕并发的属于上，如顿咳等。

（二）分　述

【原文】

寒气客于肠胃，厥逆上出，故痛而呕也。（《素问·举痛论》）

【名家论述】

张景岳："肠胃，言六腑也。水谷之在六腑，必自上而下，乃其顺也。若寒气客之，则逆而上出，故为痛而呕。"

【凡按】

寒性收引，寒客肠胃不去，则肠胃脉络拘急而痛生，胃失和降而呕逆。此属胃寒呕吐，治宜温胃降逆，与丁蔻二陈汤。方中的丁蔻即《景岳全书·新方八阵》的神香散，"治胃脘逆气疼痛，呕哕胀满"之属寒、属饮者。二陈汤乃和胃降逆之通剂，宜小量频服以取效。

【原文】

热客于胃，烦心心痛，目赤欲呕，呕酸善饥，耳痛溺赤，善惊谵妄。（《素问·至真要大论》）

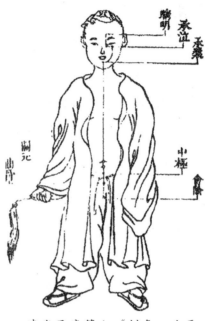

清代吴廉等人《刺灸心法要诀》中的任脉循行图

【名家论述】

姚止庵："热客于胃而上行，则为烦心心痛、目赤欲呕、呕酸善饥、耳痛等病。下则为尿赤。火盛则伤阴，故善惊谵妄。"

【凡按】

此属胃热呕吐，呕呈喷射状，治宜和胃降逆，与黄连温胆汤。方中用半夏、茯苓、陈皮、甘草和胃降逆，先安受邪之地以治本；黄连、竹茹清胃止呕；枳实破滞导热下

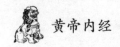

行，降气即所降火也。以锈铁烧红淬水兑药服，其效更捷。

【原文】

胆病者，善太息，口苦，呕宿汁，心下澹澹[1]，恐人将捕之。《（灵枢·邪气脏腑病形》）

【注释】

①澹：通憺，心跳不安。

【名家论述】

张志聪："此邪在胆而为病也，呕有苦，胆气逆于胃也。胆气欲升，故长太息以伸之。病则胆气虚，故心中澹澹，恐人将捕之。"常表现在梦中。

【凡按】

醒后常心跳不安，宜十味温胆汤去熟地、五味子，加黄连、竹茹。

【原文】

少阳所至为喉痹，耳鸣，呕涌[1]。（《素问·六元正纪大论》）

【注释】

①呕涌：即呕吐势急，吐物量多呈喷射状。

【名家论述】

马元台："呕涌，火病也，必反复颠倒而烦心。"

【凡按】

此属胆气上逆，治宜和胃降逆，与黄连温胆汤。

【原文】

太阳之复，厥气上行，……唾出清水，及为哕噫。（《素问·至真要大论》）

【名家论述】

张景岳："唾出清水，及为哕噫，寒水侮土，胃脘无阳也。"

【凡按】

此属水寒犯胃，治宜温胃降逆，与吴茱萸汤。此方见《伤寒论》治阳明之哕，少阴之吐利烦躁，厥阴之头痛呕涎沫，病异而治同者，三者之因都属胃寒。本方用吴茱萸、人参、生姜、大枣温胃以降逆，和中以止呕，则诸症不治而治。

【原文】

太阴之厥，则腹满䐜胀，后不利不欲食，食则呕，不得卧。（《素问·厥论》）

【名家论述】

张志聪："足太阴之脉，入腹属脾络胃，故厥则腹满䐜胀。饮食入胃，脾为转输，逆气在脾，故后便不利，脾不转运，则胃亦不和，是以食则呕而不得卧也。"

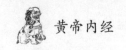

【凡按】

此属脾不健运，胃气上逆，宜健脾益气，和胃降逆，与香砂六君子汤。但香砂之香，用有区别，腹痛用木香；气郁用香附；腹胀呕吐用霍香，本品芳香化浊，和胃止呕为长。

【原文】

病深者，其声哕。（《素问·宝命全形论》）

【名家论述】

张志聪："此病深而胃府坏，脏腑经络皆由胃气之所资生，如胃气已败，虽毒药无所用其功，针石无所施其力……夫哕有三因，如因肺气逆而欲复出于胃者，此胃气之逆，橘皮竹茹汤主之，如哕而腹满，当视其前后，知何部不利，利之则愈者，此哕之实证也，如久病谷绝见哕者，此哕之败证也。"

【凡按】

本证《内经》名哕，因其呃呃连声，故今人以呃逆名之，以其胃气上逆导致横膈肌痉挛。"病深者，其声哕。"谓病久绝谷，胃中虚冷，阴凝阳滞所致，亦所谓"病深而胃府坏"，与"弦绝者，其声嘶"同义。用附子理中汤温中以回阳，加黄芪、肉桂益气以通脉，用之及时可救。

【原文】

若有七诊^①之病，其脉候亦败者死矣。必发哕噫。（《素问·三部九候论》）

【注释】

①七诊：指脉来独大、独小、独迟、独疾、独寒、独热、独陷下七种脉象，脉候亦败者指七诊之脉无胃气也。

【名家论述】

张志聪："脉者病气之见，胃不输精，故胃败而其脉亦败者，病气而脉亦从之俱病也。脉病而胃败者，其声哕，胃气逆而上也，逆则九候必绝，将死之脉也。"

【原文】

哕，以草刺鼻，嚏，嚏而已；无息，而疾迎引之，立已；大惊之，亦可已。（《灵枢·杂病篇》）

【名家论述】

张景岳："哕，呃逆也。治初哕之法，用草刺鼻则嚏，嚏则气达而哕可已，此一法也。或闭口鼻之气，使之无息，乃迎其气而引散之，勿令上逆，乃可立已，此二法也，又或以他事惊之，则亦可已，此治哕之三法也。"

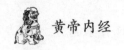

十二、泄泻病类（附：便秘证）

泄泻，属于胃肠道消化系疾病。但它与内外环境是紧密相关的。其临床表现虽有寒热虚实之不同，但《内经》的着眼点在胃寒肠热，胃热肠寒的错综复杂方面，特提出辨证的关键"寒则肠鸣飧泄"——清冷而食不化。"热则溏出糜"——腐臭而难闻。治寒则碍热，治热则碍寒，必须双向调节而错综以治。如《伤寒论》的黄连汤、乌梅丸，后人的连理汤，其中寒温药味，须进退损益用之，无余蕴矣。

（一）概　述

【原文】

暴注下迫，皆属于热。（《素问·至真要大论》）

【名家论述】

张景岳："暴注，卒暴注泄也，肠胃热甚而传化失常，火性急速，故如是也，下迫后重且急迫而痛也。火性急速而能燥物故也，是皆就热证而言。"按：宜葛根芩连汤。

【原文】

温胜则濡泻[①]。（《素问·阴阳应象大论》）

【注释】

①濡泻：濡音如，湿滞也，濡泄，又称湿泻，大便清稀如水。

【名家论述】

张景岳："脾恶湿而喜燥，湿胜者必侵脾胃，为水谷不分濡泻之病，即医和云：'雨淫腹疾'之类。"

东垣："寒湿之淫从外而入里，若用淡渗之剂除之，病虽即已，是降之又降，是复益其阴而重竭其阳气矣。故必用升阳风药则愈，以羌活、独活、柴胡、升麻、防风、炙甘草煎服。大法云：寒湿之胜，助风以平之。又曰：下者举之，得阳气升腾而病去矣。若不达升降浮沉之理，而一概施治，其愈者幸也。"

（二）分　述

【原文】

胃中寒，则腹胀；肠中寒，则肠鸣飧泄。胃中寒，肠中热，则胀而且泄；胃中热，肠中寒，则疾饥，小腹痛胀。（《灵枢·师传篇》）

【名家论述】

张景岳："胃中寒，则不能运化而为腹胀。肠中寒，则阴气留滞，不能泌别清浊而为肠鸣飧泄……有热泄寒泄

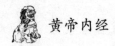

之不同，而热泄谓之肠垢，寒泄谓之鹜溏也。胃中热则善消谷，故疾饥，肠中寒则阴气聚结不行，故小腹切痛而胀。"

【凡按】

腹胀肠鸣飧泻，属脾胃虚寒，治宜温中助运，与理中汤；若胃寒肠热，胀而且泄，宜生姜泻心汤；胃热肠寒，小腹痛胀，宜连理汤。生姜泻心汤即小柴胡汤去柴胡加干姜、黄连，方中重用生姜，再加干姜以温胃宽肠，原有黄芩再加黄连以清热止泻，用人参、半夏、甘草、大枣和脾胃以调升降也。

【原文】

虚邪之中人也……留而不去，传舍于肠胃，在肠胃之时，贲响腹胀，多寒则肠鸣飧泄，食不化，多热则溏出糜①。（《灵枢·百病始生篇》）

【注释】

①糜：通糜，糜烂。

【名家论述】

张景岳："邪气自经入藏，则传舍入肠胃而为贲响腹胀之病。寒则澄澈清冷，水谷不分，故为肠鸣飧泄食不化；热则浊垢下注，故为溏为糜，以糜秽如泥也。"

【凡按】

邪气传入，病从寒化，腹胀肠鸣飧泄，宜桂枝人参汤，温中以止泻；病从热化，多热则溏出糜，宜葛根芩连汤，清中以止泻。二方俱见《伤寒论·太阳篇》："里寒协表热而下利，则宜桂枝人参汤。""里热协表热而下利，则宜葛根芩连汤。"

【原文】

临病人问所便。黄帝曰：便病人奈何？岐伯曰：夫中热消瘅则便寒，寒中之属则便热。胃中热，则消谷，令人悬心善饥，脐以上皮热；肠中热则出黄如糜，脐以下皮寒①。胃中寒，则腹胀②；肠中寒，则肠鸣飧泄。胃中寒，肠中热，则胀而且泄；胃中热，肠中寒，则善饥，小腹胀痛。（《灵枢·师传篇》）

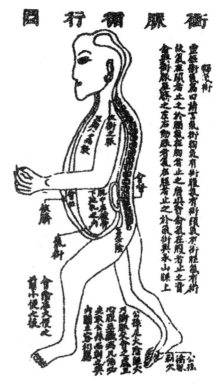

清代陈惠畴《经脉图考》奇经图中的冲脉循行图

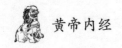

【注释】

①寒：详文义，应改为热。杨上善云："如易'热'字，则文义豁然矣。"

②腹胀：应据《甲乙》《太素》改为䐜胀。

【名家论述】

王孟英："周凤梧，年六十余，秋间患霍乱，凉寒厥逆，烦闷躁扰，口不甚渴，孟英诊之，脉细欲伏，苔白而厚，乃暑湿内蕴未化也。须具燃犀之照，庶不为病所蒙。因制燃照汤与之，一饮厥逆凛寒皆退，脉起而吐泻渐止，随以清涤法愈之。乙丑（年）五月，天气骤热，孟英母，陡患霍乱，肢冷、自汗、脉微苔白，腹大痛，欲重按。是中虚有素，因热而受寒侵也。进大剂理中汤加桂枝、白芍，覆杯而愈，此所谓舍时从证也。"周振鸿按："霍乱原有寒证、热证之分，而发于夏秋之间者，热证多而寒证少。"而孟英辨霍乱寒热已明度金针。

【凡按】

此以腹诊而区别寒热二证，如溏泄清冷，甚至完谷不化，腹冷，脉迟尿清，此寒泄也。如溏泻而肠垢污积，腹热，脉数而尿涩，泄出黄臭，此湿热郁蒸，乃热泄也，治去参考上条。更有挥霍撩乱之吐泻证，其泄出如洗肉水，可与一般泄泻鉴别。

【原文】

寒气生浊，热气生清。清气在下，则生飧泄；浊气在上，则生䐜胀。（《素问·阴阳应象大论》）

【名家论述】

张景岳："清阳主升，阳衰于下而不能升，故为飧泄，浊阴主降，阴滞于上而不能降，故为䐜胀。""寒气生浊，热气生清，清在下，浊在上，皆阴阳之反作。"

【凡按】

从脏腑功能特点而言，脾主升清而胃主降浊。清气不升而致完谷不化的泄泻（即"飧泄"），多与脾失运化，升发无力有关，宜附子理中汤（丸）以温之；浊气不降而致胸腹胀满（即"䐜胀"），亦即《金匮要略》"呕而胸满者吴茱萸汤主之"之旨。尤在泾云："此阳不治而阴乘之也，故以吴茱萸散阴降逆，人参、姜、枣补中温阳，前者治在脾，后者治在胃也。"

【原文】

脾病者，……虚则腹满肠鸣，飧泄食不化。（《素问。藏气法时论》）

【名家论述】

吴鹤皋："脾虚则失其健运之用，而中气失治，故腹满肠鸣飧泄，而食物不变。"

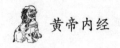

【凡按】

可比照"清气在下，则生飧泄"之治，因为脾虚飧泄，未有不腹满肠鸣者，此与《金匮要略》"腹满时减，复如故（又胀），此为寒，当与温药"义同。

【原文】

久风入中，则为肠风①飧泄。（《素问·风论》）

【注释】

①肠风：指大便下血一类疾病。飧泄，指完谷不化腹泻。

【名家论述】

张景岳："久风不散，传变而入于肠胃之中，热则肠风下血，寒则水谷不化，而为飧泄泻痢。"按：但亦有认为风邪入于肠而泄泻则为肠风，如杨上善："皮肤受风日久，传入肠胃之中泄痢，故曰肠风。"（《太素》卷二十八诸风数类）

【凡按】

肠风与飧泄并提，则飧泄食不化为脾胃虚寒，不宜单用槐角地榆之属，宜注意理中以助化，加荆芥炭以止其肠风下血，并以宣发其外入之邪。久泻不止，宜用木炭三枚烧红淬水，取炭水煎药，以助肠道的吸收。

【原文】

婴儿病……大便赤瓣，飧泄，脉大者，手足寒，难已；飧泄，脉小，手足温，泄易已。（《灵枢·论疾诊尺篇》）

【名家论述】

张景岳："赤瓣者，血秽成条成片也，赤瓣飧泄，火居血分。若脉小而手足寒，是为相反，所以难已。若止于飧泄而无赤瓣，非火证也，脉虽小而手足温，以脾主四肢而脾气尚和，所以易已。"

【凡按】

赤瓣宜清，飧泄宜温，治法宜师《金匮》黄土汤意，两全之也。尤在泾曰："黄土温燥入脾，合白术、附子以复健行之气；阿胶、生地、甘草以益脱竭之血，而又恐辛温之品转为血病之厉，故加用黄芩之苦寒，防其太过，所谓有制之师也。"若手足温者，宜河间芍药汤去大黄、槟榔，加白术、山楂炭。

更有一种常见的小儿腹泻，亦多发于夏秋之交，其特点是发热、口渴、腹泻久不止，甚至烦躁不宁，声音嘶哑，用胃苓、理中等温燥之药，不效反剧。宋·钱仲阳针对发热、口渴、失水，用七味白术散，方中参、术、苓、草、藿、木二香，均等份，宜重用粉葛解肌退热，升清止

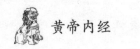

泄，生津止渴以为一方之主。宜常饮以代茶水，发挥药力的持续的作用，此法中法也。明·万密离在所著《幼科发挥》中盛赞其功。如用醋浸白炭二块，烧红淬水去渣煎药效更捷。

十三、痢疾类

痢疾古称"肠澼"、"滞下"，属胃肠传染性疾病。《内经》首揭"饮食不节"为其致病原因。其症状先泄后痢，"赤沃"、"白沫"或"赤白"相兼。《内经》特注重本病的预后，如痢疾后期"身热则死"，为阴竭阳浮之证："身寒则生"，体温正常，阴未脱，阳未离。在脉象上，"脉沉则生"，根本尚固，"脉浮则死"，浮散无根，是久痢阴竭阳亡之诊，与"身不热"、"脉滑大者生，悬涩者死"义同。皆以病之久暂，气阴之存亡，为判断依据也。

（一）概　述

【原文】

食饮不节，起居不时者，阴受之①。……阴受之则入五脏。入五脏，则䐜满闭寒，下为飧泄，久为肠游②。（《素问·太阴阳明论》）

【注释】

①阴受之：指足太阴脾受病。

②肠澼：为痢疾之古称，后世亦称滞下。

【名家论述】

张志聪："入五脏者谓太阴为之行气于三阴，太阴病则五脏之气皆为之病，矣，䐜是胀也，脾气逆则胀满，太阴主开，病则飧泄，甚则肠澼。"

【原文】

肠澼便血何如？岐伯曰：身热则死，寒则生。（《素问·通评虚实论》）

【名家论述】

张景岳："肠澼，滞下也，利而不利之谓。便血，赤利也，身热者，阳胜阴也，故死，寒则营气未伤故生。"按：寒对热而言，即不发热之意。

【凡按】

久痢发热为阴竭之征，故死；初痢发热为表邪郁遏，宜宣毒发表则愈，如人参败毒散之类。彭履祥："唐立三云，若表邪下陷于阳明而发热者，治痢药中加粉葛升胃气可愈。"

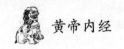

（二）分　述

【原文】

少阴之胜，……腹满痛，溏泄传为赤沃①。（《素问·至真要大论》）

【注释】

①赤沃：张景岳云：即利血尿赤也。

【名家论述】

张志聪："少阴之胜，外淫之火交于内也，传为赤沃，郁热内侵也。"

【凡按】

此属热毒赤痢，治宜清热解毒，与白头翁汤。《伤寒论·厥阴篇》："热利，下重者，与白头翁汤主之"（方即白头翁、黄柏、黄连、秦皮）。本方细菌痢或原虫痢之属于热者皆可用之，乃清热解毒，凉血止痢之名方。

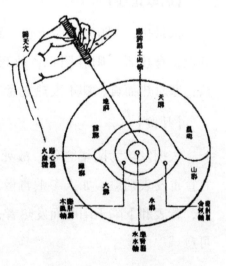

《元亨疗马牛驼全集》中的五轮八廓图

【原文】

肠澼下白沫何如?

岐伯曰:脉沉则生,脉浮则死。(《素问·通评虚实论》)

【名家论述】

张景岳:"白沫,白痢也,病在阴而得阴脉为顺故生,得阳脉为逆故死。"

章次公:"古人有红痢属热,白痢属寒,白属气而赤属血,其说不可拘;赤痢有用附子者,白痢有用黄连者,前者镇痛(有阴性症征),后者消炎(有阳性症征),拘泥寒热,便不可通。"

【凡按】

据脉而判痢疾生死必须与证结合,如痢疾初起,发热恶寒而脉浮者,用人参败毒散,汗出热退而痢止,此喻嘉言所谓"逆流挽舟"法也。后人按证用之屡验。此条"脉浮则死",实与《金匮·水气病脉证》:"水病脉出者死"同义。尤在泾曰:"水病脉出(浮脉的类似),则根本脱离,而病独胜故死,盖'出'与'浮',迥异,浮者盛于上而弱于下,出则上有而下绝无也。"

【原文】

少阳之胜,……暴热消烁,……少腹痛,下沃赤白。(《素问·至真要大论》)

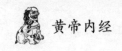

【名家论述】

马元台："少阳司天，而其所胜之民病为热，为少腹痛，为下痢赤白耳。"

【凡按】

此属湿热下痢，有传染性，故称"民病"。治宜清热利湿，调气行血，与芍药汤。河间认为痢疾起于夏秋，湿热郁蒸是关键，故本方以清热燥湿为主。"和血则脓粘自止，调气则后重自除"，这一基本观点，给后世治热性痢疾以很好的启发。

【原文】

肠澼之属，身不热，脉不悬绝何如？岐伯曰：滑大者曰生，悬涩者曰死。（《素问·通评虚实论》）

【名家论述】

张志聪："身不热者，阳不外脱也，脉不悬绝，阴不下绝也。滑大者，足少阴之生气盛也，悬涩者死，此复申明血气生化之源又重在阳明之胃气也。"

【凡按】

此条为治病必须治人的典要说明。肠澼下痢不一定是死证，但病到后期，气阴两伤，脱水而身热烦躁，脉"悬"则浮而无根，即所谓脉"出"者死；脉"涩"则气阴两伤，与《伤寒论·阳明病脉证并治》："脉弦者生

（按：与脉滑同义），涩者死"义同。阴竭难医，如出一辙，此判断生死是以人为据，非以病为据也，即"正胜邪却"则生，"正虚邪胜"则死。1944 年，吾乡第 4 次被日寇沦陷，大兵之后必有大疫，当年痢疾盛行，余采用湘乡名医刘裁吾先辈以嗅气味断痢疾生死。"其气臭如腐尸败鳅者死，臭而酸者生"屡验。此清代程杏轩所谓："肠已腐烂"故也。

谢海洲："锡类散，历来常用于疫喉、乳蛾、牙疳、口舌糜烂等口腔咽喉疾病，具解毒消炎，利咽止痛之功，外用吹敷患处，功效甚著。溃疡性结肠炎，为临床常见的慢性疾患，以腹痛、便溏兼大便脓血为主症，常反复发作，缠绵难愈，甚觉棘手而缺乏良策。口咽、大肠均为水谷之通路，锡类散为解毒消炎、止痛散肿之良药，对促进口咽部溃疡愈合卓有功效，又何尝不能用于大肠溃疡决试用于临床，初曾灌肠使用，喜获良效。但门诊使用多所不便，乃改口服。初时用半瓶（0.24 克），后改服 1 瓶（0.48 克），亦每每收功。"此外药内用，上药下用，异病同治，充分显示了中医特色。

十四、汗病类

《素问·阴阳应象大论》："阳之汗，以天地之雨名

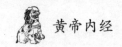

之"。雨，出于自然界之气象，汗，可以测人体之气象。雨出地气，汗生于谷。《内经》提出血汗同源，"肾病者……寝汗憎风"，以"雨气通于肾也"。天以雨测气象之阴晴，人以汗测阳气之盛衰，其理同也。至于人之将死，绝汗如珠，此《内经》所谓"阴阳俱绝"，其"戴眼、反折、瘛疭"，乃绝汗证之一般表现也，此观察汗之变化应与血压、脉搏同揆。

（一） 概　述

【原文】

阳加①于阴谓之汗。(《素问·阴阳别论》)

【注释】

①加：杨上善曰："加，胜之也。"

【名家论述】

高士宗："阳加于阴谓之汗，言阳气有余，内加于阴，阴得阳而外出，故谓之汗。"

张志聪："汗乃阴液，由阳气之宣发，而后能充身泽毛。若动数之阳脉，加于尺部，是谓之汗。当知汗乃阳气之加于阴液，而脉亦阳脉之加于阴部也。"

【原文】

人所以汗出者，皆生于谷，谷生于精。(《素问·评热

病论》)

【名家论述】

张志聪："汗出于水谷之精，水谷艺精，由精气之所化，故曰谷生于精。夫汗之来源有二：一生于水谷之精，一生于肾藏之精。而曰皆生于谷者，言肾藏之精，亦水谷之所生也。"

【原文】

五脏化液，心为汗[1]。(《素问·宣明五气论》)

【注释】

[1]心为汗：张景岳："心主血，汗为血之余。"

【原文】

血之与气，异名同类……，故夺血者无汗，夺汗者无血。(《灵枢·营卫生会篇》)

【名家论述】

张景岳："血化于液，液化于气，是血之与气，本为同类，而血之与汗，亦非两种。但血主营，为阴为里，汗属卫，为阳为表，一表一里，无可并攻，故夺血者无取其汗，夺汗者无取其血。"

【凡按】

仲景在《伤寒论·太阳篇》提出：淋家、疮家、衄

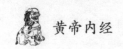

家、亡血家不可发汗，以失血在先，"夺血者无取其汗也"。以汗血同源，若见其无汗而强发之，复动其血，仲景名下厥上竭，为难治。

（二）分 述

【原文】

饮食饱甚，汗出于胃；惊而夺精，汗出于心；持重远行，汗出于肾；疾走恐惧，汗出于肝；摇体劳苦，汗出于脾。（《素问·经脉别论》）

【名家论述】

张景岳："此五条言汗者，汗属精，病在阴也。饮食饱甚则胃气满而液泄，故汗出于胃。惊则神散，神散则夺其精气，故汗出于心。持重远行则伤骨，肾主骨，故汗出于肾。肝主筋而藏魂，疾走则伤筋，恐惧则伤魂，故汗出于肝。摇体劳苦，则肌肉四肢皆动，脾所主也，故汗出于脾。"

【原文】

肾病者，腹大胫肿，喘咳声重，寝汗出[1]，憎风。（《素问·脏气法时论》）

【注释】

[1]寝汗出：《素问·六元正纪大论》王注："寝汗，

谓睡中汗，发于胸嗌颈腋之间，俗呼为盗汗。"

【名家论述】

张景岳："肾主五液，在心为汗，而肾邪侮之，心气内微，故为寝汗出。如《素问·脉要精微论》曰：阴气有余为多汗身寒，即此之谓。凡汗多者表必虚，表虚者阳必衰，故恶风也。"

【凡按】

此属阳虚不能卫外而汗出，肾虚不能主水而水泛，治宜助阳固表兼祛风湿。用防己黄芪汤，前气利尿以消肿，兼治喘咳用真武汤崇土制水。

【原文】

阴虚者，阳必凑之，故少气时热而汗出也。（《素问·评热病论》）

【名家论述】

张志聪："风邪伤肾，精气必虚，阴虚则阳往乘之，故时时发热。肾为生气之源，故少气也。阳加于阴则汗出。"（《素问集注》）

【凡按】

其证汗出必热，治宜益气养阴，与参麦饮，加生地、百合、枣仁、浮小麦。小儿夜间烦热盗汗者，本方加黄芪、冬桑叶。

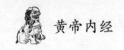
【原文】

阳气有余为身热无汗，阴气有余为多汗身寒。(《素问·脉要精微论》)

【名家论述】

张景岳："阳有余者，阴不足也，故身热无汗。阴有余者，阳不足也。故多汗身寒，以汗属阴也。"

姚止庵："身热无汗者，火盛而气闭，外感伤寒，阳分病也。多汗身寒者，气虚自汗，温宜补以敛液也。"按：阳分病者，宜发汗以散热。

【凡按】

多汗身寒，为阴盛阳虚，治宜回阳固脱，与参附汤以救之。

【原文】

炅则腠理开，营卫通，汗大泄，故气泄。(《素问·举痛论》)

【凡按】

此属津脱气泄，治宜益气生津，与生脉散。此方系唐·孙思邈所首创，因夏令暑邪伤气损液，故常令服此方气液双补以生脉。金元时代李东垣常于夏季用之，以固本也。

【原文】

太阳之脉，其终也，戴眼反折瘛疭，其色白，绝汗乃出，出则死矣。（《素问·诊要经终论》）

【名家论述】

张志聪："阳气者，柔则养筋。太阳之经气已绝，是以筋脉急而戴眼反折，手足牵引也。手太阳主液，膀胱者，津液之所藏，绝汗者，津液外亡也，色白者，亡血也，津液外脱，则血内亡也。"

【凡按】

此证虽危，如脉息未绝，尚可挽救。张锡纯治其族嫂，"产后十余日，周身汗出不止，且四肢抽搐（戴眼、反折、瘛疭的表现），此因汗出过多而内风动也，急用净萸肉、生淮药各二两，使煎汤服之，两剂愈。"以淮药补脾阴，山萸肉熄内风也。

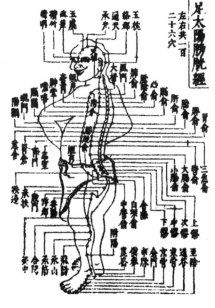

明代张介宾《类经图翼》经穴图之足太阳膀胱经

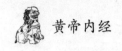

【原文】

五阴气俱绝，则目
系转，转则目运①，目运者，为志先死②；志先死，则运
一日半死矣。（《灵枢·经脉篇》）

【注释】

①运：与"晕"通。《汉书·天文志》颜注引如淳
"晕读曰运"。

②为志先死：虞庶曰："人之五志，皆属于阴。谓肝
志怒，心志喜，脾志思，肺志忧，肾志恐。今三阴已绝，
五脏皆失其志，无喜怒忧思恐的表情，故曰失志也。"

【名家论述】

陈璧琉云："五脏阴经的脉气都已竭绝，就会使眼球
内联于脑的脉络，象在旋摇转动着一样，因它的旋转，便
觉得眼花眩晕而视物不清，这是神志已经先丧失的危象，
神志既先丧失，相隔一天半必然死亡了。"

【原文】

六阳气①绝，则阴与阳相离，离则腠理发泄，绝汗②
乃出，故旦占夕死，夕占旦死。（《灵枢·经脉篇》）

【注释】

①阳气：应按《难经·二十四难》、《甲乙经》"阳
气"后补"俱"字。

②绝汗：《素问·诊要经终论》新校正云："绝汗，谓汗暴出，如珠而不疏，旋复干也。"

【名家论述】

陈璧琉、郭霭春云："六腑阳经的脉都已衰竭了，就会阴阳两相分离，阴阳分离，则腠理不固，精气外泄，绝汗就必然流出。'旦占（预测）夕死，夕占旦死'，《甲乙经》云'此十二经之败也'。"

【凡按】

上述"绝证"类似"三衰"，中西医结合抢救，或可挽回。

十五、气病类

此气，非指人身固有之元气，乃根于六气"变动不居、周流六虚"的自然之气。人有不定之情绪，亦犹天有不测之风云。故《内经》："百病皆生于气"，而引出气之变化与七情变化的关系。如"怒则气上"而面红，"巩则气下"而面白，从而证明"血之与气"是并行不悖的。但也有"血并于上，气并于下"、"血并于下，气并于上"的交叉现象，说明气之变化是错综复杂的。至于《内经》指出，七情过极，则神、魂、意、精都有损伤。则气犹水也，可以浮舟，亦可以覆舟。贵在人之自我平衡。

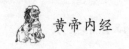

（一）概　述

【原文】

百病生于气也。怒则气上，喜则气缓，悲则气消，恐则气下，寒则气收，炅①则气泄，惊则气乱，劳则气耗，思则气结。（《素问·举痛论》）

【注释】

①炅：音炯，与热字义意相同。

【名家论述】

张景岳："气之在人，和则为正气，不和则为邪气，凡表里虚实，逆顺缓急，无不因气而生，故百病皆生于气。"

【凡按】

很多疾病是因为情感性气机失调而发生的，如愤怒则使气上逆而面红耳赤，喜则使气缓和而惮散，悲哀则使气涣散而不收，恐惧则使气下迫而面白神沮，寒冷则使气收缩而痉挛，火热则使气发泄而汗出，惊吓则使气紊乱而失措，过劳则使气耗散而疲劳，思虑过度则使气郁结而眠食不安。宜观象以知变，因变以论治，即《内经》所谓："必伏其所主，而先其所因也。"

（二）分　述

【原文】

怒则气逆，甚则呕血及飧泄，故气上矣。（《素问·举痛论》）

【名家论述】

张景岳："怒，肝志，怒动于肝，则气逆而上，气逼血升，故甚则呕血，肝木乘脾，故为飧泄，肝为阴中之阳，气发于下，故气上矣。"

【凡按】

治宜降气平肝，收其上越之神，与赭石、龙牡之属，此证常见于肝硬化病人之门脉高压、食道静脉曲张，因情绪激动或食刺激品，引起食道静脉破裂而大呕血，吐出之血成盆成碗，有黑块带食物残渣，与肺出血之色鲜红带痰涎泡沫者不同。此方赭石平肝，龙牡收缩血管再加牛膝以降低门脉高压，白及、田三七粉冲服，以止血化瘀。

【原文】

有所大怒，气上而不下，积于胁下，则伤肝。（《灵枢·邪气脏腑病形篇》）

【名家论述】

张景岳："肝藏血，其志为怒，其经行胁下也。"

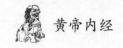

【凡按】

肝为藏血之脏，大怒气逆，瘀阻伤肝，宜治其致怒之源，再疏其气血，令其条达，与三仁绛覆汤，加白芍、甘草以柔肝；灵脂、蒲黄以活血化瘀；加锈铁一块烧红，入黄连2克，淬以开水，宜小量多次兑药服，则气平而痛止矣。

【原文】

悲则心系急，肺布叶举，而上焦不通，荣卫不散，热气在中，故气消矣。（《素问·举痛论》）

【名家论述】

张景岳："悲生于心则心系急，并于肺则肺叶举，故《素问·宣明五气篇》曰：'精气并于肺则悲也，心肺俱居膈上，故为上焦不通，肺主气而行表里，故为营卫不散，悲哀伤气，故气消矣'。"

【凡按】

此属情志间病，治宜语言排遣，使其心旷神怡则愈。《本事方》载许叔微治一妇，无故悲泣不止，或谓之有祟，祈禳不应，许学士曰《金匮》云："妇人脏躁悲伤欲哭，象如神灵所作，数伸欠者，甘麦大枣汤主之，用其方十四剂而愈。此方补脾之阴而能治肺之躁者，虚则补母之义也。"

【原文】

恐则精却，却则上焦闭，闭则气还，还则下焦胀，故气不行矣。（《素问·举痛论》）

【名家论述】

张景岳："恐惧伤肾则伤精，故致精却，却者，退也。精却则升降不交，故上焦闭，上焦闭则气归于下，病为胀满而气不行，故曰恐则气下也。《灵枢·本神论》曰：'忧愁者，气闭塞而不行。恐惧者，神荡惮而不收'。"

【凡按】

《古今医案按》载：高逢辰表侄，尝游惠山，暮归，遇一巨神卧寺门，恐惧奔避，自是便溺日五六十次，周恭曰："惊则心无所倚，恐则伤肾，是为水火不交二脏俱病，故其所合之腑，受盛失职，州都不禁矣。"俞东扶评："或用参芪补气以固脱，可以挽回生命。"此为人司命者可以参考。

【原文】

惊则心无所倚，神无所归，虑无所定，故气乱矣。（《素问·举痛论》）

【名家论述】

张景岳："大惊卒恐，则神志散失，血气分离，阴阳破散，故气乱矣。"

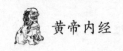

张志聪："惊则心气散而无所倚，神志越而无所归，思虑惑而无所定，故气乱矣。"

【凡按】

《内经》云："惊者平之"，张子和曰："平者常也"，见怪不怪，其病自愈。《儒门事亲》载有治例，正说明经旨。

【原文】

愁忧者，气闭塞而不行。(《灵枢·本神篇》)

【名家论述】

张景岳："忧愁过度伤肺，则上焦肺气闭塞不畅。"

【原文】

隔塞闭绝，上下不通，则暴忧之病也。(《素问·通评虚实论》)

【名家论述】

张志聪："隔塞闭绝，中焦之气不通也。上下不通，上下之气闭塞也，忧，郁也。三焦不通，五郁之为病也。"

【凡按】

"隔塞闭绝，上下不通"，常见于中医"噎膈证"的病机，"暴忧之疾"常见于"噎膈证"的诱发因素。其临床表现是返食、便难、胸部隐痛、消瘦……。丹溪在《格致余论》中，治此证创牛乳、蔗汁、韭汁以润燥消瘀。叶天士在《临证指南医案》中认为"阳气结于上而返食，阴气衰于下而便难"，采用丹溪法加麦冬汁、生地汁、麻仁汁等，炖成自然膏服之，以延长其生存质量。但本病实质上是食管癌变，近人采用导瘀的鹅血，消肿块的壁虎、菝葜，局部刺激疗法的急性子、蜣螂，通梗阻的葵树子，均有一定的疗效。

禹新初治 1 例噎膈，男，57 岁。饮酒无度，渐至食物梗阻将近一年，脉弦滑，舌紫、苔黄厚。

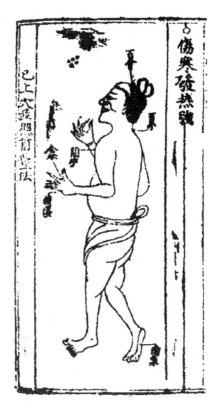

明代何柬《针灸捷径》针灸方图中的伤寒发热强取穴图

钡餐照片检查："早期食道下段癌"。脉证合参，属痰瘀凝阻。治以南星、法夏、田三七、沙参、旋覆花、藿香、地龙、黄药子、甘草服药后症状好转，随症变化略有加减，至食道梗阻消失。半年后，追访饮食如常，疗效巩固。此方用南星、法夏化痰，重用沙参以养胃阴，用田三七行瘀，用旋覆花、地龙以通络，用黄药子消肿软坚，用甘草

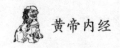

解毒以护肝。诚方成知约有制之师。

【原文】

思则心有所存，神有所归，正气留而不行，故气结矣。（《素问·举痛论》）

【名家论述】

高士宗："思则心有所存，不能回应。神有所归，不能周遍。心存神归，则正气留而不行，思则气结，以此故也。"

杨上善："专思一事，则心气驻一事。所以神务一物之中，心神引气而聚，故结为病也。"

【原文】

血并于上，气并于下，心烦悗①而善怒。血并于下，气并于上，乱而喜忘。（《素问·调经论》）

【注释】

①悗：郭校按："悗、闷、悗义通。"

【名家论述】

张志聪："此分上下之阴阳也，血并于上，则脉气实而心烦悗（闷），气并于下，则气不舒而多怒也。血并于下，则血蓄于下而喜忘，气并于上，则气逆于上而为悗乱。"

【凡按】

下焦蓄血发狂，及妇女经期热入血室而发谵语，均见《伤寒论》。余治一例女青年经期发狂善忘。类似精神病，目如闪电，举止躁动，语言失常，舌质红紫，脉象弦牢。知为经期饮冷，血结下焦，用桃仁承气汤一剂病减，再剂经行而病愈。经典所载诚不虚也。李士材云："熟读而精灵自启，思深而神鬼（微妙）可通"信然。

【原文】

心怵惕思虑则伤神，神伤则恐惧自失，破䐃脱肉。（《灵枢·本神篇》）

【名家论述】

张景岳："心藏神，神伤则心怯，故恐惧自失。䐃者，筋肉结聚之处，心虚则脾弱，食少不为肌肤，故破䐃脱肉。"

【原文】

肝悲哀动中则伤魂，魂伤则狂妄不精，不精则不正当人[1]，阴缩而挛筋，两胁骨不举。（《灵枢·本神篇》）

【注释】

[1]不精则不正当人；《太素》作"狂妄不精，不敢正当人"。宜从。

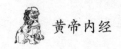

【名家论述】

张景岳："肝藏魂，悲哀过甚则伤魂，魂伤则为狂为妄，而不精明，精明失则邪妄不正（此注与原文有出入）其人当阴缩筋挛，两胁骨不举者，皆肝经之败也。"

【原文】

脾愁忧而不解则伤意，意伤则悗乱①，四肢不举。（《灵枢·本神篇》）

【注释】

①意伤则悗乱：《中文大辞典》：悗，音㦖，烦满也。心烦则意乱。

【名家论述】

张景岳："忧本肺之志，而亦伤脾者母子之气通也，忧则脾气不舒，不舒则不能运行，故悗闷而乱，四肢皆禀气于胃而不得至经，必因于脾而得禀也，故脾伤则四肢不举。"

魏长春："认为疏导气机，不限于互脏七情之郁，行气解郁不拘于香燥，故临证每逢此类疾病，喜用芳香轻灵之花类，以其香而不燥，润而不腻；平调虚实，疏气行滞。其中尤以调肝和血之玫瑰花、绿梅花，调中和胃的佛手花、白扁豆花、厚朴花最为常用。清·叶天士认为，'气机郁滞为无形之邪，用药不可力敌，只能轻取'，以免损阴耗气而犯'虚虚'之戒也。"按：调理气机，俞长荣善用佛手，特别用于胃脘胀，与此互发。

【原文】

恐惧而不解则伤精，精伤则骨酸痿厥，精时自下。（《灵枢·本神篇》）

【名家论述】

张志聪："恐伤肾，故恐惧不解则伤肾脏之精。肾主骨，故精伤则骨痿、痿厥，精时自下者，脏气伤而不能藏也。"

【凡按】

"尾闾不禁沧海竭，九转灵丹都漫说，惟有斑龙顶上珠，能补玉堂阙下穴。"宜清心寡欲以治其未然，与斑龙丸以治其已然。此与前案因大恐而二便自失，因同而证异也。

十六、血病类（附：瘀血证）

《内经》所论，是肉眼可见的出血性疾病，但在内部联系上是深刻的。不论血之外溢与内溢，都与"络脉"紧密相关。观常见多发之鼻衄，则是由于鼻粘膜微细血管脆弱，易于破裂。在病机上，《内经》提出"气"字，如

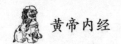

"春气者病在头，故善鼽衄"，"怒则气上，甚则呕血"，此气之升也。又如"心下崩，数溲血"，"胞移热于膀胱，则癃溺血"，皆气之下陷也。至于久病失血或一时性失血过多，则血脱而面色白，夭然不泽，并联系到"其脉空虚"，以启示后人"血脱益气"之治。

至于"病坠若搏"，形成瘀血。"恶血留内"，肝脉搏坚而长，为后人化瘀通络之治，提供了理论依据。

（一）概　述

【原文】

阳络伤则血外溢，血外溢则衄血，阴络伤则血内溢，血内溢则后血。（《灵枢·百病始生篇》）

【名家论述】

张志聪："阳络者，上行之络脉，伤则血外溢于上而为衄，阴络者，下行之络脉，伤则血内溢而为后血（即大便出血）。"

【原文】

春气者病在头，……故春善病鼽衄。（《素问·金匮真言论》）

【名家论述】

张志聪："春气上升，阳气在上，病在气者病在头。"

【凡按】

头为诸阳之会，春风如凿刺，伤于风者上先受之，故曰"春气者病在头"，最常见的是头痛，最多见的是鼻衄，所以《内经》云："春，善病鼽衄"。感风温而鼻衄者用辛凉解表加女贞子、旱莲草、白茅根养阴清降，则主证解而次症亦愈。风寒感冒而鼻衄，《伤寒论·太阳篇》云："伤寒，脉浮紧，不发汗，因致衄者，麻黄汤主之"。余遇此证，常以苏叶、芥穗、葱白、淡豆豉代麻黄、桂枝，亦汗出而衄止，盖治其主证而次症自解。

（二）分　述

【原文】

怒则气逆，甚则呕血。（《素问·举痛论》）

【名家论述】

张志聪："怒为肝志，肝主藏血，怒则肝气上逆，故甚则呕血。"

【凡按】

此证常见于肝硬化，门脉压增高，怒则气逆，致曲张之食道静脉破裂出血。缪仲醇云："宜降气不宜降火，宜行血不宜止血，宜养肝不宜伐肝"，可作参考。余治一例晚期血吸虫病，肝硬化门脉高压，食道静脉破裂而大呕

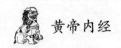

血，采用《本草纲目》的飞罗面止血法，以生白及为主，淮山为辅，田三七佐之，研成细粉过 120 目筛，每用 10 克以冷开水和成米饮状，缓缓饲之，一日夜连用 100 克，呕血止，大便排出余血而安。兹后以本方加黄鱼鳔（以蛤粉炒珠）、丝绵（以猪血染透制炭）制成"止血断根丹"（吸收了清代名医程杏轩经验），并治支气管扩张咯血，屡收良效。

【原文】

脾移热于肝，则为惊衄。（《素问·气厥论》）

【名家论述】

张景岳："脾移热于肝者，反传所胜，热之甚也。肝藏血，病主惊骇，邪热搏之，则风火交作，故为惊，为鼻中出血也。"

【凡按】

呕血之治，方证对应见前"气病类"。鼻粘膜微血管脆弱，如激动、撞击最易出血。若血流如注，可用纱布或纸巾浸于冷醋中，取出贴于额部及颈窝部，另以生地、白芍、甘草、女贞子、旱莲草、白茅根（重用）煎服，即止。

【原文】

悲哀太甚，则胞络绝，胞络绝，则阳气内动，发则心

下崩，数溲血也。（《素问·痿论》）

【名家论述】

姚止庵："胞络，即心包络也。包络所以卫心，悲哀太甚，则气急迫而胞络伤，络伤则心病。盖心属火而主血，心病火发，血不能静，遂下流于溲溺也。"

【凡按】

二阳之病发心脾，有不得隐曲，亦可出现此证，乃心脾虚而失统，治宜补气统血，与归脾汤加女贞子、旱莲草、蒲黄炭、荆芥炭、仙鹤草。

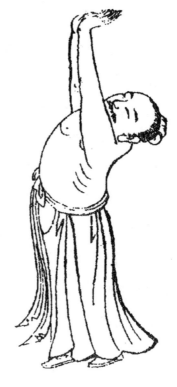

明代高濂《遵生八笺》陈希夷导引坐功图中的芒种五月节坐功图

【原文】

胞移热于膀胱，则癃溺血。（《素问·气厥论》）

【名家论述】

张景岳："胞，子宫也，在男子为精室，在女子则为

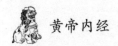

血室。膀胱，津液之府也，俗名尿脬，命门火盛，则胞宫热移于膀胱，故小便不利为癃，甚则尿血。"

【凡按】

初起尿血有灼热感者宜小蓟饮子，久而不愈，小腹气坠，治宜下病上取，宜益气以止血，与黄芪、桔梗、荆芥炭、蒲黄炭、女贞、旱莲、仙鹤草等。为什么要用黄芪、桔梗，这就是"下病上取"，气陷则血降，气升则血升的治疗原则。

【原文】

臂多青脉，曰脱血。安卧脉盛，谓之脱血。（《素问·平人气象论》）

【名家论述】

郭霭春："血少脉空，寒气因入，寒凝血汁，故脉色青也。"按：亦静脉浅露之证。

王冰："卧久伤气，气伤则脉应微，今脉盛而不微，则血去而气无所至乃尔，盛谓数急而大鼓也。"

巫君玉："安卧指懒倦，非'卧久伤气'之谓。"

【原文】

血脱者，色白，天然不泽，其脉空虚，此其候也。（《灵枢·决气篇》）

【凡按】

血虚者，则面色㿠白枯槁；脉脱者。则脉道空虚下陷，此言血气之不足也。血脱益气，与归脾汤。此所谓"有形之血不能速生，无形之气所当急固也。"若脉微肢冷者，又必须先用参附以回阳固脱。

十七、精气神病类

"精，气，神"，是人体生命活动的潜在动力。它源于先天之本——肾，后天之本——脾胃。除生长衰老的自然规律，常以人为因素影响了生存、生活质量。故《内经》强调："五脏者，中之守也"，"得守者生，失守者死"。失守之极，是中气夺也，所以出现"神明之乱"。又云："五脏者，身之强也"，"得强者生，失强者死"。失强之极，如"头倾视深，精神将夺"，"转摇不能，肾将惫矣"。此皆本实先拨，大树将倾之兆也。至于津脱、汗泄，则精气神已耗尽无余矣。可为"以酒为浆，以妄为常，不知持满，不时御神"者戒。

（一）概 述

【原文】

五脏者，中之守也，中盛脏满，气胜伤恐者，声如从

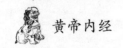

室中言，是中气之湿也；言而微，终日乃复言者，此夺气也；衣被不敛，言语善恶，不避亲疏者，此神明之乱也；仓廪不藏者，是门户不要也；水泉不止者，是膀胱不藏也。得守者生，失守者死。（《素问·脉要精微论》）

【名家论述】

张景岳："五脏各有所藏，藏而勿失则精神固秘，故为中之守也。中，胸腹也。藏，藏府也。盛满，胀急也。气胜，喘息也。伤恐者，肾受伤也。声如从室中言，混浊不清也。是皆水气上逆之候，故为中气之湿证，此脾肺肾三藏之失守也。气虚之甚，故言微声不接续，肺藏失守也。终日复言，是残灯将灭，反照不长，神明将脱，故昏乱若此，心藏之失守也。要，约束也，幽门、阑门、魄门皆仓廪之门，门户不能固则肠胃不能藏，所以泄利不禁，脾藏之失守也。五藏得守则无以上诸病发生，失守则神去而死矣。"

【凡按】

"言而微"有二义：一是气虚懒言而声音微弱；一是久病气衰。"言而微，终日复言者，此夺气"，这是危重病人在临终前出现的一种病情暂时"减轻"的现象。例如，有的昏迷不醒的病人会变得清醒起来，可以同亲人交谈说话；有的不吃不喝的病人会提出吃喝的要求，这种"转危为安"的假象叫做"回光返照"，正是病人与亲人永诀的信号。在现实生活中不难见到垂危病人，在其心事未了或最想见的人在未能见着时，会表现出垂死挣扎的"再支撑一下"，这就是肾上腺在大脑皮层控制下，分泌大量激素（主要有盐皮质激素、糖皮质激素、性激素、肾上腺素、去甲肾上腺素等）作用的结果。这是北京自然博物馆邵福根教授研究的肾上腺与"回光返照"的科学原理。

【原文】

夫五脏①者，身之强也。头者，精明之府，头倾视深，精神将夺矣；背者胸中之府，背曲肩随，府将坏矣；腰者肾之府，转摇不能，肾将惫矣；膝者筋之府，屈伸不能，行则偻俯，筋将惫②矣；骨者髓之府，不能久立，行则振掉，骨将惫矣。得强者生，失强者死（《素问·脉要精微论》）

【注释】

①五脏：明绿格抄本、吴注本"脏"并作"府"。与下文相应，作"府"是。

②惫：音辈，疲乏。

【名家论述】

张景岳："藏气充则形体强，故五藏为身之强，五藏六腑之精气，皆上升于头，以成七窍之用，故头为精明之府，头倾者，低垂不能举也。视深者，目陷无光也，藏气

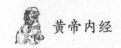

失强，故精神之夺如此。背乃藏俞所系，故为胸中之府，背曲肩随，亦藏气之失强也。腰者肾之府，转摇不能，肾将惫矣，此肾藏之失强也。筋虽主于肝而维络关节以立此身者，惟膝腘之筋为最，故膝为筋之府，筋惫若是，则诸筋之失强也。髓充于骨，故骨为髓之府，髓空则骨弱无力，此肾藏之失强也，藏强则气强，故生，失强则气竭，故死。"

【凡按】

此论精气神与藏府的关系，即物质与精神的依赖关系。亦即"阴在内为阳之守，阳在外为阴之使"之义，所以"五藏者中之守，得守者生"，即"阴平阳秘，精神乃治"之义，失守者死，即"阴阳离决，精神乃殃"之义，"五脏者身之强也"，即头、背、腰、膝、骨所储藏的物质充分，则精气神相应而活动自如，故曰"得强者生，失强者死"。这些都说明重在预防，贵在整体调节也。

（二）分 述

【原文】

髓海不足，则脑转耳鸣，胫痠眩冒，目无所见，懈怠安卧。（《灵枢·海论》）

【名家论述】

张景岳："其不足，则在上者为脑转，以脑空而运，似旋转也，为耳鸣，以髓虚者精必衰，阴虚则耳鸣也。为胫疲，髓空无力也。为眩冒不知人，为目无所见，怠惰安卧，皆以髓为精类，精衰则气去而诸证以见矣。"

【凡按】

此脑减髓空，精衰气弱，宜草木之精英及血肉有情者治之，与左归丸肝肾双补。结合内观静养，以静制动。

【原文】

邪之所在，皆为不足。故上气不足，脑为之不满，耳为之苦鸣，头为之苦倾，目为之眩；中气不足，溲便为之变，肠为之苦鸣；下气不足，则乃为痿厥心悦。（《灵枢·口问篇》）

【名家论述】

张景岳："惟正气不足，然后邪得乘之，故《难经·七十五难》曰：'不治其虚，安问其余'？则深意可知矣。……故中气不足，是浊气居之，故肠胃为之苦鸣也。溲音

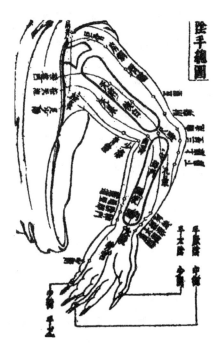

明代张介宾《类经图翼》中的阴手总图

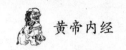

搜。痿，足痿弱也，厥，四肢清冷也，悗，闷也。下气不足，则升降不交，故心气不舒而为之闷。"

【凡按】

"上气不足"多见于脑力劳动的病人，上条已述及治法。但阴虚阳亢者去龟鹿胶加龟板、鳖甲等介类以潜阳。"中气不足，则溲便为之变"，指大便或秘或泻，小便或利或不利，皆因饮食不节，劳逸失度损伤中气，致升降失调而二便变化，治宜补中益气，是调整二便的重要手段。"下气不足"，多属房劳损肾，宜丹溪虎潜丸加黄芪、丹参，则心肾交通而足力强健。

【原文】

人之善忘者，何气使然？岐伯曰：上气不足，下气有余，肠胃实而心肺虚，虚则营卫留于下，久之不以时上，故善忘也。（《灵枢·大惑论》）

【名家论述】

杨上善："心肺虚，上气不足也。肠胃实，下气有余也。"

张景岳："心肺虚于上，营卫留于下，则神气不能相周，故为善忘，阳衰于上之兆也。"

【凡按】

此证即近代学者阎德润在所著《伤寒论》评释中指出

的"循环性腹胀",不治肠胃之"实",而治心肺之虚,强心通脉,促进循环,而腹胀自己。余治毛致用同志冠心病,阵发性房性早搏,伴腹胀便秘而呃逆不已,从湖医附二院荧屏监护中可以见到,呃一声则房性早搏频见,邀中医会诊,余认为早搏虽是病的主证,但腹胀、便秘、呃逆又是制约心脏节律的反馈,由于脾失健运,致心阳不振而节律不齐。此时应心脾同治,予附子理中汤,重加黄芪强心以通脉,少佐肉桂以为向导,加锁阳、肉苁蓉益肾以润肠,三剂之后大便行而腹胀消,呃逆止而荧屏早搏不见。此与阎氏之说理同而治异也。旋以此方作丸服之,每年复诊二次,按春夏养阳,秋冬养阴调整原方,坚持五年而疗效巩固。

【原文】

津脱者,腠理开,汗大泄。(《灵枢·决气篇》)

【名家论述】

张志聪: "津发于腠理,故津脱者,腠理开,汗大泄。"

【原文】

液脱者,骨属屈伸不利,色夭,脑髓消,胫痠,耳数鸣。(《灵枢·决气篇》)

【名家论述】

张志聪:"津淖泽于骨,补益脑髓,故液脱者,骨属

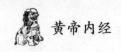

屈伸不利，不能润泽皮肤，故毛色夭焦也，肾主骨而骨髓上通于脑，故脑髓消而胫疫耳鸣。"

【凡按】

脱津、脱液，多见于急性肠胃炎，特别是婴幼儿更敏感，如口服来不及者，体外补液和补充营养是当务之急。

十八、失眠病类（附：多寐证）

《内经》用对比法：壮者昼精、夜瞑，老者昼不精、夜不瞑。前者是"气血盛"而"肌肉滑"，后者是"气血衰"而"肌肉枯"。此言自然规律之常也。

然而，在生活过程中，亦有壮者失眠，老者能睡何也？《内经》已提供了答案，壮者耗其气血而肌肉涩，老者全其天真而气道利是也。可见失眠，除自然规律外，尚有人为因素的自我干扰。但在治疗上《内经》注意了"滑"、"涩"二字，滑者育其阴，涩者亢其阳，此阳盛不能入阴，阴虚则目不瞑之理也。《内经》经旨已明，治病必须治人，不能纯靠"镇静安眠"以揠苗助长也。

（一）概　述

【原文】

阳气尽，阴气盛，则目瞑；阴气尽而阳气盛，则寤

矣。(《灵枢·口问篇》)

【名家论述】

张志聪："日暮在外之阳气将尽，而阴气渐盛，则目瞑而卧。平旦在外之阴气将尽，而阳气渐盛则寤矣，此阴阳之外内也。"

【凡按】

张氏之注，是根据生理情况而立言，在病理方面，如仲景《伤寒论·少阴篇》："少阴之为病，脉微细，但欲寐"，尤在泾曰："多阳者多寤，多阴者多寐"，可见但欲寐应为阳虚的反应。反之，如叶天士云："多痛阳升，阴液无以上注，口于舌绛，烦不成寐，当益肾水以制心火"。宜黄连阿胶汤之属，此即"泻南补北"之法。

【原文】

壮者之气血盛，其肌肉滑，气道通，营卫之行，不失其常，故昼精①而夜瞑；老者之气血衰，其肌肉枯，气道涩，五脏之气相搏②，其营气衰少而卫气内伐，故昼不精，夜不瞑。(《灵枢·营卫生会篇》)

【注释】

①昼精：指白天精神饱满。

②五脏之气相搏：指五脏机能不协调。

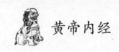

【名家论述】

张景岳："老者之气血衰，故肌肉枯，气道涩，五脏之气搏聚不行，而营气衰少矣。营气衰少，故卫气乘虚内伐，卫失其常故昼不精，营失其常故夜不瞑也。"

【凡按】

此条经文后段，指出了衰老失眠的真谛，此种失眠，临时服镇静麻醉药是不可取的。其夜寐不安，是心神虚而阳亢不得入于阴也。每晚用大豆粉30克，加水煮沸成100毫升，临卧服50毫升，醒后再服50毫升，增其物质之阴，以平抑亢奋之阳，使胃气一和，其卧立至，此自我催眠，屡用屡效之法也，不加糖以避免尿多影响睡眠，加肉桂油一滴以调味，亦犹《韩氏医通》"交泰丸"黄连、肉桂治心肾不交催眠之方意。

（二）分　述

【原文】

卫气不得入于阴，常留于阳。留于阳则阳气满，阳气满则阳炻盛，不得入于阴则阴气虚，故目不瞑矣。（《灵枢·大惑论》）

【名家论述】

马莳："此言病之所以不得卧也。人病不得卧者，正以卫气不得入于阴，常留于阳，则阳气满而阳炳"盛，故不得入于阴也。阴气虚所以目不得瞑耳。"

【凡按】

此阳盛阴虚，阳盛者在于烦劳则张，阴虚者，在于精生于谷不足，故中老年食少事繁多见此证。叶天士云："脏液内耗，阳气不交于阴，令人寤不成寐，《灵枢》有半夏秫米汤法，但此病乃损及肝肾，故欲求阳和，须介属之咸，佐以酸收甘缓，庶几近理"。余每用三甲复脉汤，去麻仁加远志、枣仁，养阴以潜阳，临卧嘱服豆粉冲剂，亦即半夏秫米汤意，和胃以充物质之阴，则其卧立至矣。

【原文】

不得卧而息有音者，是阳明之逆也，足三阳者下行，今逆而上行，故息有音也。阳明者，胃脉也，胃者，六腑之海，其气亦下行，阳明逆不得从其道，故不得卧也。《下经》曰：胃不和则卧不安。此之谓也。（《素问·逆调论》）

【名家论述】

张景岳："足之三阳，其气皆不行，足之三阴，其气皆上行，亦天气下降，地气上升之义。故阳明上行者为逆，逆则气连于肺而息有声，此胃气不降也……下经，古经也，不安，反复不宁之谓。今人有过于饱食或病胀满

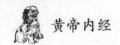

者，卧必不安，此皆胃气不和之故。"

【凡按】

"胃不和则卧不安者"过饥过饱皆能导致，更多见于小儿。过饥可出现汗多神疲，宜静脑安神，与甘麦大枣汤；过饱则出现腹胀嗳腐。治宜助化消滞，与保和丸。余昔在家乡，有一次夜出诊，患者是2岁小儿，于出麻疹后，突然夜半啼哭不止，汗出而烦躁不安，其

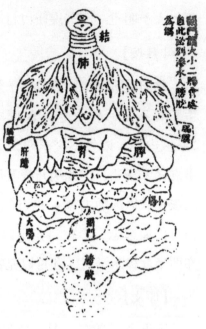

清代王宏翰《医学原始》中的内景正面图

父母以为麻毒内隐，余察其神清而低热，询其保姆，因其疲睡未给晚餐，余曰病因在此，即以藕粉白糖冲服之，儿恣饮后旋即安然入睡，此饥疲热也。

【原文】

帝曰：人有卧而有所不安者何也？岐伯曰：脏有所伤，及精有所之寄则安。故人不能悬其病也。（《素问·病能论》）

2060

【名家论述】

姚止庵："王本'精有所之，寄则安'，文义难通。《甲乙经》作'情有所倚则卧不安'是也，今改从之。《素问·生气通天论》曰：'苍天之气，清净则志意治。盖心无所慕，则情无所钟，坦然而卧，帖然而安矣……悬，犹远也'。"

【凡按】

此条应注意"情有所倚则卧不安"，此乃发掘整理之功，也是符合临床实际的。"情有所倚"，使思想集中于一事一物，因而精神过度兴奋，不能抑制下来而安眠。不仅今人如此，古人亦然，如唐代的元稹，作宰相后，怀念他死去的妻子，作遣悲怀诗，其中两句云："唯将终夜常开眼，报答平生未展眉"，这是"情结失眠"的高度写照。余治此证常用明党参、沙参、丹参、生地、百合、远志、枣仁、炙草、小麦、大枣、夜交藤、合欢皮、砂仁、鸡金，晚上失眠、白天精神疲乏者，加黄芪屡效。

十九、癫狂痫病类

癫与狂同源异源，皆情志间病也。《内经》作了病因、病机的分析，认为"癫疾厥狂，久逆之所生也。"故《难经》曰"重阳者狂"，此兴奋之极也；"重阴者癫"，此抑

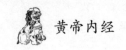

制之极也。兴奋则好动，故名"武痴"，抑制则好静，故名"文痴"。二者之间，怒狂较多见，以"阳气者，因暴折而难决，故善怒也"。"气犹水也，搏而跃之，可使过颡，激而行之，可使在山。"（《孟子》）气怒则登高而歌，弃衣而走，此暴折而难决，其势使然也。此时诊其寸口，必脉流搏疾，乃阴不胜其阳之候也。《内经》治法有二：1."夺其食即已"——此釜底抽薪法，金·刘完素、张洁古用之。2."生铁落饮"——下气疾也。宋·许叔微用之，皆收显效。

至于"语言善恶，不避亲疏"，乃久病末期，临终表现为"神明之乱"，引之以为鉴别也。

（一）概　述

【原文】

有病怒狂①者，此病安生？岐伯曰：……阳气者，因暴折而难决，故善怒也，病名曰阳厥②。……帝曰：治之奈何？岐伯曰：夺其食即已③，夫食入于阴，长气于阳，故夺其食则已。使之服以生铁落为饮④，夫生铁落者，下气疾也。（《素问·病能论》）

【注释】

①怒狂：怒不虑祸，郁而谓之狂。

②阳厥：言阳气被折，郁而不散也，如是者皆阳气上

逆，躁极所生，故病名阳厥。

③夺其食即已：食少则气衰，故节去其食，而病自止。

④铁落：味辛微温平，主治下气，习俗呼为铁浆，非是生铁液也，"为饮"作"为后饭"，宜从。

【名家论述】

许叔微："铁落（粉）非但化痰镇守，至于摧抑肝邪特异。"

【凡按】

洁古、河间治狂，都注意"夺其食即已"的道理，而牛羊肉、酒，食饮之后更增狂悖，以食入于阴，长气于阳，故夺食者釜底抽薪之法，非指一般的常食、方食也。

【原文】

癫疾厥狂，久逆之所生也。（《素问·通评虚实论》）

【名家论述】

张志聪："此言脏腑阴阳，表里上下，交相输应者也……癫疾厥狂，阴阳偏胜之为病也，此皆阴阳七情之气，久逆不和之所生也。"

【原文】

阴不胜其阳，则脉流薄疾，并乃狂。（《素问·生气通天论》）

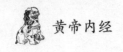

【名家论述】

吴崑："阴阳贵得其平，不宜相胜，若阴不胜其阳，则阳用事，将见脉流薄疾而急数，若重阳相并，如登高而歌，弃衣而走得也。"

【凡按】

《难经·五十九难》曰："狂癫之病，何以别之？然，狂疾之始发，少卧而不饥，自高贤也，自辩智也，自贵倨也，妄笑，好歌乐，妄行不休是也。癫疾始发，意不乐，僵仆直视。其脉三部阴阳俱盛是也。"此概括了癫和狂两病的脉象，即癫病属阴，两尺俱盛；狂病属阳，两寸俱盛。也就是《难经·二十难》所说："重阳者狂，重阴者癫"的意思。

（二）分　述

【原文】

阳明之厥，则癫疾欲走呼，腹满不得卧，面赤而热，妄见而妄言。（《素问·厥论》）

【名家论述】

张景岳："阳明，胃脉也，为多气多血之经，气逆于胃则阳明邪实，故为癫狂之疾而欲走且呼也。其脉循腹里，故为腹满。胃不和则卧不安，故为不得卧。阳明之脉行于面，故为面赤而热。阳邪盛则神明乱，故为妄见妄言。"

【凡按】

证虽见于阳明，病实根于瘀血（多见于妇女月经前后），宜桃仁承气汤，方中有硝黄及甘草，仍治在阳明也。丹溪云："本方即调胃承气汤加桃仁、桂枝、桃仁主瘀血血闭，有润下之效，自是方中主药，用桂枝化气降冲，使瘀去病除。"

杨春林："治狂宜重用大黄，大黄抗精神病在以下三方面：①泻火解毒，故可治火亢所致的癫狂（按：即釜底抽薪法也）。②活血化瘀，故可治血瘀所致的癫狂。③调节神经介质，现代医学认为精神病与神经介质失调密切相关。"

黄竹斋治王元中之父，患伤寒血瘀发狂。患者狂躁不安，不着衣被，神志昏乱，大便不通，舌苔发黑，脉弦滑，先生予抵当丸作汤，一剂日三服，大便畅通而症状大减，三剂后，症状解除而全愈。此瘀热蓄于下焦，《内经》云："血在下如狂"而上干脑系（冉雪峰语），先生用经方治之，乃釜底抽薪法也。

王季范治一癫狂症，狂妄刚暴，语无伦次，手足舞蹈，无片刻之宁，辨为痰火实证，内扰心神，表现为不协调性兴奋，思维紊乱，情绪易激愿，大便秘结，舌红苔白

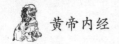

腻，眼白潮红，灼灼有光，脉滑数有力。且痰火内扰以青壮年为多见。宜用遂心丹：甘遂4.5克（面包煨）、朱砂1.5克（共研极细，过100目筛，装入大号胶囊，每囊0.4克），每服2个胶囊。以上吐痰涎，下便粘液为观察指征，如药效不显，则用累进递加法，以痰去、便通。神情安定为效。但若非上述实证，不可轻投。方中朱砂属汞剂，总量宜减为1克。遂心丹："心"指猪心，此方从略。

巫君玉评曰：此外尚有阳明经腑证，并此蓄血或热入血室，三者均可见于热病发狂证，可仿此治。

【原文】

血并于阴，气并于阳，故为惊狂。（《素问·调经论》）

【名家论述】

张景岳："血并于阴，是重阴也，气并于阳，是重阳也。重阴者癫，重阳者狂，故惊狂。"

【原文】

血并于下，气并于上，乱而喜忘。（《素问·调经论》）

【名家论述】

张景岳："血并于下则阴不升，气并于上则阳不降，阴阳离散，故神乱而喜忘。"

高士宗："血并于下，是血并于阴也，气并于上，是气并于阳也，不但惊狂，必有乱而喜忘之病。"

【原文】

所谓甚则狂癫疾者，阳尽在上，而阴气以下，下虚上实，故为狂癫疾。（《素问·脉解篇》）

【名家论述】

张志聪："此言阳气之盛，极于上也。所谓狂癫疾者，乃阳气尽甚于上，而阴气从之于下，不得与阳气相和，下虚上实，故使狂癫疾也，《本经》曰：阳盛则狂。又曰：气上不下，头痛巅疾。"

【凡按】

以上三条，一是重阳，二是气并，三是下虚上实，都是阴阳失去平衡，导致狂癫之疾，豪饮"酒悖"是暂时现象，不治自己，精神刺激是长久的原因，连绵难愈。治宜治病且治人，泻实补虚，在于整体调节，针对其诱发因素，所谓"心病还将心药医"是也。余治1例男性患者，因受刺激患精神病，神情兴奋，语言失常，目炯炯有光，烦躁失眠，当地医院检查诊断为"精神分裂症"，服氯丙嗪，始效终不效，食少便结，舌红无苔而干，脉弦细而数。属思虑过度，阴虚阳亢所致，用三甲复脉以平肝潜阳，丹参、远志、枣仁以宁神，甘麦、大枣以静脑，合欢皮、夜交藤怡情悦志以导睡眠，用言语开之以所喜，诚之以所忧，药物精神结合治疗一月而愈，后未复发。

【原文】

衣被不敛，言语善恶，不避亲疏者，此神明之乱也。（《素问·脉要精微论》）

【名家论述】

张志聪："神明者，五藏之神气也。语言善恶不避亲疏者，神乱而谵语也。……此论邪气盛而正气虚的昏乱。"

【凡按】

多见于久病的末期及老年痴呆证。

【原文】

人生而有病巅疾者，……病名为胎病。此得之在母腹中时，其母有所大惊，气上而不下，精气并居，故令子发为巅疾也。（《素问·奇病论》）

【名家论述】

张景岳："巅疾者，癫痫也。本经巅、癫通

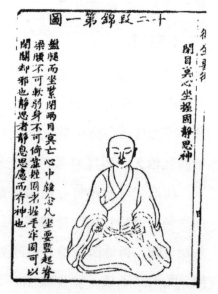

清代潘霨《十二段锦》第一图，闭目冥心坐握固静思神之图

用，于此节之义可见。""惊则气乱而逆，故气上不下。气乱则精亦随之，故精气并及于胎，令子为癫痫疾也。"

张志聪："癫疾者，乃久逆之所生也，故有病初得而岁一发者，不及时治之，则月一发矣，又不治及，则一月四五发矣。"

刘祖贻治 1 例癫痫，男，36 岁。因颅脑外伤，瘀血夹痰阻窍，每次发作时，眼、嘴向左上歪斜，昏仆抽搐，口吐少量白沫，发后如常人，伴神疲，心烦失眠。舌质暗红，苔薄白，寸脉弦细涩。CT 检查：右额部有 32 × 27mm^2 大小低密度灶，脉证合参，此为颅脑外伤，瘀血未尽，痰气上犯，阻寒清窍所致。治宜活血化瘀，通窍醒脑，降逆消痰。病程已久，故重用黄芪益气以活血；丹参、蒲黄、郁金活血化瘀；全蝎、僵蚕、钩藤息风止痉，通络；菖蒲、半夏化痰；龙牡降逆；枣仁、夜交藤养心安神。守方加减 90 余剂，诸症消失。CT 复查已基本正常。钟时珍评曰："贵在医家治病有信心，病家服药有决心。"

【凡按】

癫痫属多因素的脑综合征，本例辨证为气虚瘀阻，故重用黄芪、丹参以畅通脑血管循环，从而推动新陈代谢，为本例之治法，探得骊珠。

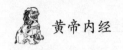

二十、消渴病类

"消渴"（今含糖尿病），《内经》揭出病因："肥贵人则膏粱之疾"，并说明"肥者令人内热，甘者令人中满"。此古今通例。上消属肺，有寒热二证：热证多见饮水多而善消；寒者少见，饮一溲二。尤在泾云："肺寒则气不化，不化则水不布，不特所饮之水，直趋而下，且并身中所有之津液尽从下趋之势，有降无升，生气乃息。"此重在消，与心肺蕴热之渴，形成鲜明的对照。中消属肠胃，《内经》"二阳结谓之消"、"瘅成为消中"。表现为多食善饥。下消属肾，《金匮》云："饮一斗，小便亦一斗。"多伴有"腰痛胕疫"，肾机能减退之证。唐·祠部李郎中、清·赵养葵治消渴，均重在"肾气"不为无见。

（一）概　述

【原文】

消瘅①仆击②，偏枯痿厥，气满发逆，甘肥贵人，则高粱③之疾也。（《素问·通评虚实论》）

【注释】

①消瘅：即消渴，内热而肌肉消瘦。

②仆击：指突然仆倒如击，即中风之类。气满发逆，

气逆而喘息胸闷；满通闷。甘肥贵人过食膏粱厚味，蕴热伤阴，故为此诸病。

③高粱：张景岳："高粱"，膏粱也。按：即肥甘厚味之互词。

【原文】

肥者令人内热，甘者令人中满，故其气上溢，转为消渴。(《素问·奇病论》)

【名家论述】

张景岳："肥者，味厚助阳，故能生热。甘者，性缓不散，故能留中，热留不去，久必伤阴，其气上逆，故转变为消渴病。"

【凡按】

糖尿病古称消渴，是一种营养性疾病，所以《内经》又说："肥贵人则膏粱之疾也。"唐·孙思邈《千金方·食治》指出："食能排邪而安脏腑、悦神爽志、以资血气，若能用食平疴，释情遣疾者，可谓良工。"近人研究，采取低钠、低糖、高钙、低脂肪、高纤维的饮食结构，这才真正是"饮食平疴"。消渴病与过食肥甘有关，治宜饮食清淡，食治优于药治。

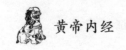

（二）分 述

【原文】

二阳结谓之消。（《素问·阴阳别论》）

【凡按】

二阳，指胃与大肠经也。阳邪留结于肠胃，则消渴善饥，其形日瘦。治宜清热生津，与人参白虎汤加麦冬、半夏，此治中消之主方。近代张锡纯以山药代粳米。施今墨对糖尿病的治疗有独到之处，热证主以人参白虎汤，渴饮无度伤津，辅以增液或生麦法（玄参、麦冬、绿豆衣配苡仁）；减除血糖，用苍术配玄参（因玄参、生地久服滑肠，配苍术则不泄）；主张采用脏器疗法，如猪、鸡、鸭胰子，此运用白虎汤于杂病之例，亦揭示对糖尿病的用药规律。

【原文】

瘅成为消中。（《素问·脉要精微论》）

【名家论述】

张景岳："瘅，热邪也，热积于内，当病为消中。"又云："消瘅，消中者，即后世所谓三消证也。"

【凡按】

瘅成为消中，首宜治其瘅热，大便结者，先与调胃承气汤顿挫其势，然后与竹叶石膏汤以益气养阴。调胃承气，软坚泻热，消导其肥肠满脂，以清除"瘅热"之源；以竹叶石膏汤中的人参益气，石膏、麦冬养胃存阴，妙在半夏办参、麦以和胃降逆，则滋而不腻，寒而不滞。二方均出《伤寒论》，可见伤寒方不仅治热性疾病，也可以用于杂病。

【原文】

热中、消中，不可服膏粱芳草石药。（《素问·腹中论》）

【名家论述】

张景岳："膏粱，厚味也，芳草，辛香之品也，石药，煅炼金石之类也，三者皆能助热，亦能销阴热中。消中者，即内热病也，故于膏粱、芳草之类，皆不得不禁也。"

【凡按】

肥甘厚味能增加热量。芳草，特别是近世以来的烟草，熏蒸肺、脑、销灼津液，服石行于汉魏，盛于晋唐，韩退之晚年服硫黄，牛僧孺晚年服钟乳石，时人赠以诗云："钟乳三千里，金钗十二行"。他们服食的企图"生于安乐"，结果适得其反。古人早已垂诫，好之者为嗜欲所迷。

【原文】

心移热于肺，传为鬲消①。（《素问·气厥论》）

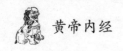

【注释】

①鬲：与膈通。

【名家论述】

张景岳："肺属金，其化本燥，心复以热移之，则燥愈甚而传为鬲消。鬲消者，膈上焦烦，饮水多而善消也。下文言肺消者因于寒，此言鬲消者因于热，可见消有阴阳二证，不可不辨。"

【凡按】

此属心肺蕴热，阴精亏耗，治宜清热养阴，生津止渴，与丹溪消渴方：黄连、花粉、生地、藕汁、牛乳。此方苦寒泄热，甘寒滋阴，使苦而不燥，甘而不腻，以清心肺之热，用牛乳者，亦犹半夏秫米汤之秫米以和胃安中也。

【原文】

心移寒于肺，肺消，肺消者饮一溲二，死不治。（《素问·气厥论》）

【名家论述】

张景岳："心移寒于肺者，君火之衰耳。心火不足则不能温养肺金，肺气不温则不能行化津液，故饮虽一而溲则倍之。夫肺者水之母也，水去多则肺气从而消索也。故曰肺消，门户失守，本元日竭，故死不能治。"

【凡按】

此属肺之阳气不足，有降无升，治宜温肺益气，与甘草于姜汤，此与《金匮要略》所载："肺痿，吐涎沫而不咳者，其人不渴，必遗尿，小便数，所以然者，以上虚不能制下故也，此为肺中冷（按：乃痿、渴二证的共同点），必眩，多涎唾"，乃上虚及上焦有寒的表现，"甘草干姜汤温之"。此肺中冷，上虚不能制下，小便多的共同治法。但最后一句是辨证关键，若服汤已，渴者属消渴，这是仲景常用的"借宾定主法"，《伤寒论·少阴篇》亦云："小便白者，以下焦虚有寒，不能制水"，与此同一机理，可见"肺消者饮一溲二"，属上下虚寒，可借用甘草干姜汤再加参、附、淮山、枣皮，以固其脱，与《金匮》所指的"消渴"，即饮水多，小便亦多，虽用甘草干姜汤温下以制小便，但其渴转甚者，则不可同日而语，以其病的本质仍是消渴也，察其证必口渴而舌赤。

【原文】

胃中热，则消谷，令人悬心善饥。（《灵枢·师传篇》）

【名家论述】

张景岳："消谷者，谷食易消也；悬心者，胃火上炎，心血被灼悬悬不宁也。胃热消谷故令人善饥。"

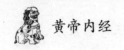

【原文】

胃足阳明之脉，……气盛则身以前皆热，其有余于胃，则消谷善饥，溺色黄。(《灵枢·经脉篇》)

【名家论述】

张志聪："阳明气盛于外，则身以前皆热，盛于内则有余于胃，而消谷善饥，尿色黄。"

【凡按】

此属阳明胃热，伤阴耗津，治宜清热养阴，与白虎加人参汤。先清热后养阴，或本方再加生地以治气血两燔，其诊断依据是口干引饮而舌赤。

【原文】

肾热病者，先腰痛胻痠，苦渴数饮，身热。(《素问·刺热篇》)

【名家论述】

高士宗："腰乃肾府，故肾热病者，先腰痛，肾主骨，故胻痠。肾为水脏，不能上济其火，故苦渴，数饮水。肾虚病热，故身热。"

【凡按】

此属阴虚火旺，肾阴亏损，治宜养阴清热，补肾益精，与知柏地黄汤，"壮水之主以制阳光"，如阴虚火动，尺脉旺者即以六味地黄汤再加知、柏，以预防骨痿髓枯，与命门火衰之消渴须"益火之原以消阴翳",用八味桂附地黄丸者,恰成鲜明对照。

二十一、水肿病类

《内经》提出:"三阴结谓之水"。其重点是"肾,何以主水?"因"肾者,胃之关也,关门不利,故聚水而从其类。"且肾为水主,司排泻故也。而《内经》对肾脏性水肿描写独详,如"水始起也,目窠上微肿,如新卧起之状,其颈脉动,时咳,足胫肿,腹乃大,其水已成矣。"说明肾脏性水肿,是自上而下,与心脏性水肿自下而上,肝脏性水肿单腹胀大,是不同的。在治法上《内经》有"开门"、"洁府"、"除陈莝"及"宣布五阳"之法,张景岳会通经旨,总结出水肿"其本在肾,其标在肺,其制在脾",可谓要言不烦。

(一)概 述

【原文】

三阴结①,谓之水。(《素问·阴阳别论》)

【注释】

①三阴结:《素问校注》:"谓脾肺之脉俱寒结也。"

【名家论述】

张景岳："肺脾二经也，脾所以制水，土病则水反侮之，肺金所以生水，气病则水为不行，故寒结三阴，则气化为水。"

【凡按】

肾为水主，肾气盛则水归于肾，肾气虚则水散于皮。治宜强壮肾机，则水化为气。温阳利尿，则余水排除，与真武汤以治阳虚水泛。

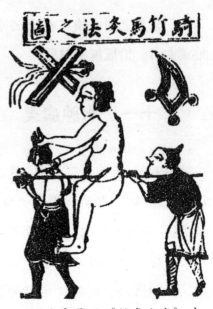

明代朱鼎臣《针灸全书》中的骑竹马灸法之图

【原文】

少阴何以主肾？肾何以主水？岐伯对曰：肾者，至阴也，至阴者，盛水也；肺者，太阴也，少阴者，冬脉也，故其本在肾，其末在肺，皆积水也。帝曰：肾何以能聚水而生病？岐伯曰：肾者，胃之关也，关门不利，故聚水而从其类也。"上下溢于皮肤，故为腑肿①。腑肿者，聚水而生病也。（《素问·水热穴论》）

【注释】

①悁肿：即浮肿。

【名家论述】

张景岳："关者，门户要会之处，所以司启闭出入也，肾主下焦，开窍于二阴，水谷入胃，清者由前阴而出，浊者由后阴而出，肾气化则二阴通，肾气不化则二阴闭，肾气壮则二阴调，肾气虚则二阴不禁，故曰肾者胃之关也。关闭则气停，气停则水积，水之不行，气从乎肾，所谓从其类也。"

王太仆："关闭则水积，水积则气停，气停则水生，水生则气溢，气水同类，故云关闭不利，聚水而从其类也。《灵枢》曰：'下焦溢为水'，此之谓也。"

喻嘉言："经云：'肾者，胃之关也'，肾之关门不开，宜用崇土、制水、温经、回阳之剂，济生肾气丸必以附子回阳，蒸动肾气，其关始开，胃中积水始下，以阳主升故也，关开即不用茯苓、牛膝、车前，而水亦下行矣。"按：此揭示《内经》不言之秘。

时振声："肾病综合征以高度水肿为主要表现。水为阴邪，其性沉滞，故治宜宣畅，宜行滞，宜温运，宜渗利（单纯利尿只体现渗利一法）。高度水肿，经久不消，先父时逸人老中医认为，属脾肾阳虚者为多，偏脾阳虚可用实脾饮，偏肾虚而阴损及阳者可用济生肾气丸。惟在温运渗

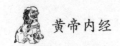

利的同时，必佐陈皮、沉香等以助气化，可使尿量明显增多。肾病综合征的病人，接受过激素和免疫抑制剂治疗，而水肿不消，尿量很少者，如病人有畏寒肢冷，面色㿠白，舌淡胖，苔润白者，仍可用温阳利水，佐以行气之剂。"按：此诚家学渊源、阅历有得之言。

刘树农："有些水肿病例，在现代诊断客观指标提示下，却闪烁着中医理论的光辉。例如，慢性肾炎病人的早期，尿检中有蛋白、管型、红白细胞等等，至晚期血检中非蛋白氮等升高而死于尿毒症。这就充分证明了清代邹润安在《本经疏证》中'山药'条下'肾气者，固当留其精而泻其粗也'之说，确实是对肾脏生理功能认识上的突破。慢性肾炎病人，始而留精功能不足，亦肾气之衰颓；继而去粗功能有亏，知邪毒之潴留。而为指导治疗提供了有益的论据，有力地纠正了过去仅据尿毒症出现的惊厥、昏迷症状，认为是病久牵延，虚风内动，治以三甲复脉汤的偏差。"

【凡按】

邹闰庵《本经疏证》在黄芪条下引刘潜江之言曰"阳不得正其治于上，斯阴不能顺其化于下"旨哉言矣，而研究肾病专家的邹云翔氏，针对时人治急性肾炎不能用补，引例证明治急性肾炎在清解药中，加入一味黄芪，对病的转机能起很大作用。黄芪为补中益气，实卫固表，利水消肿，托毒生肌之品，根据辨证论治原则，用此于肾病之水肿、蛋白尿和肾功能不全者，多获良效。此诚金针暗度，为阅历有得的精辟经验。而黄芪升阳举陷，加鹿衔草补肾固精，治蛋白尿甚验。

【原文】

水始起也，目窠^①上微肿，如新卧起之状，其颈脉动，时咳，阴股间寒，足胫肿，腹乃大，其水已成矣。以手按其腹，随手而起，如裹水之状，此其候也。（《灵枢·水胀论》）

【注释】

①窠：音科，眼胞。

【名家论述】

张景岳："目之下为目窠，微肿如新卧起之状者，形如卧蚕也。颈脉，足阳明人迎也。阳明之脉，自人迎下循腹里，而水邪乘之，故为颈脉动。水之标在肺，故为时咳。阴邪始于阴分也。凡按水囊者必随手而起，故病水者亦若是。以上皆水肿之候。"

【凡按】

本证的安危关键在望诊上可以察觉，颈脉怒张和搏动明显，此属人迎脉——足阳明之经脉，在结喉两旁，常见于风湿性心脏病、心脏性水肿，为病情危笃，心力衰竭的

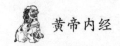

一种表现，观其"足胫肿，腹乃大"，乃"洪水荡荡，怀山襄陵"之候，是心脏性水肿的典型再现。治宜附子理中合真武汤加黄芪、防己，大温脾肾之阳，并补气以行湿，以冀挽回危殆。日医·荻野台洲曰："水势之盛于外者，卫气之衰也，宜黄芪汤。"气行则水化，与此互发。

（二）分　述

【原文】

邪气内逆，则气为之闭塞而不行，不行则为水胀。（《灵枢·五癃津液别篇》）

【凡按】

此属外受之邪内逆，三焦决渎失司，膀胱气化不行，治且启皮肤，化气以行水，与苏杏五皮饮合五苓散。夫"三焦者，腠里毫毛其应"，病属初起，常先肿颜面，然后迅及全身，兼见上气喘急，用五皮饮者，以水气溢于皮肤，以皮行皮也，妙在杏苏宣肺以启皮毛，合五苓散宜开门、洁府，双管齐下之法也。病之甚者，此法难效。

秦伯未治1例，男，33岁。全身浮肿，已届数月。阴囊积水如斗（升），二便闭塞不通，喘息胸闷气短，皮肤干涩无汗，食物水浆不进。用西药利尿，始效终不效，大剂健脾、利水、温肾中药不应。脉沉弱，舌质淡胖，秦老认为，泻利之剂，用量极大，二便不下，水肿不退，看来常法已不能奏功。细审病情，气短喘息，表闭无汗，这两个症状十分突出，中医理论有"肺为水之上源"之说，水肿治法有"提壶开盖"之施。毅然用大剂麻黄汤加减，服药二剂，肺气一开，利下小便近万毫升，水肿遂退。此即《金匮要略》"桂甘姜枣麻辛附子汤"之变法。水病治气分，即"阴阳相得，其气乃行，大气一转，其气乃散"的整体调节。余用之屡效。此方得力处在麻黄，本品其茎中空，既能发汗又能利尿，近人研究，能分泌汗液，排泄人体的代谢产物，有替代肾脏功能的作用。张锡纯："试观金匮、水气门越婢汤，麻黄辅以石膏，因其脉浮有热也；麻黄附子汤辅以附子，因其脉沉有寒也。通变化裁，要息息与病机相符。"（《医学衷中参西录》）此又是秦老未言之秘。

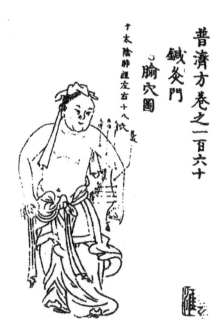

明抄本《普济方》中的腧穴图

【原文】

面肿曰风，足胫肿曰水。（《素问·平人气象论》）

【名家论述】

张景岳："风为阳邪，故面肿者曰风，阳受风气

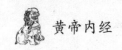
也；水为阴邪，故足胫肿者曰水，阴受湿气也。"

【凡按】

风则上先受之，故面肿曰风，治以"开鬼门"为主，宜麻杏五皮饮；湿则下先受之，故足胫肿曰水，治以"洁净府"为主，宜防己黄芪汤。体弱者以苏叶易麻黄，足冷者防己黄芪再加附片，形寒足冷是用附片的指征。并以艾叶、附片、杉树皮煎汤洗足，以促进末梢循环，并以回护低落的体温。

【原文】

水病下为情肿大腹，上为喘呼，不得卧者，标本俱病，故肺为喘呼，肾为水肿，肺为逆不得卧。(《素问·水热穴论》)

【名家论述】

张景岳："水之本在肾，标在肺，标本俱病，故在下为悁肿大腹，在上则为喘呼不得卧。肺主气，水在上则气不化，故肺为喘呼；肾主水，水在下则湿不分，故肾水肿。然病水者，必自下而升，上及于肺，其病剧也，故肺为喘逆不得卧也。"

【凡按】

水病，其本在肾，其标在肺，其制在脾。阳虚水泛者，治宜崇土制水，温经回阳，与真武汤；肾虚腰脚肿重，上为喘呼，小便不利者，与济生肾气丸。《济生方》以附子为主，薛新甫重订以茯苓为君，而喻氏从实践中评其优劣，认为附子温阳蒸动肾气，不利尿而尿自利，如肾不温而气不化，虽用茯苓、车前无算，亦不能发挥其利尿作用。

【原文】

肝肾并沉为石水，并浮为风水，并虚为死。（《素问·大奇论》）

【名家论述】

周学海："石水者，此阳虚阴结，后世所谓单腹胀者，故曰少腹肿也。前人每论单腹胀（按：此指肝脏性腹水，胀在大腹，腹筋起，静脉曲张为特征），未尝指为石水，注石水者，亦未尝言单腹胀，（按：尤在泾云：'石水因阴之盛则结于少腹，故脉沉腹满而不喘也。'此异于肝脏性腹水的单腹胀）石者，坚也，冷也（按：这是肝肾并沉为石水的特征），治宜温阳化水以真武汤加肉桂、荜澄茄主之。如肝肾之脉并浮，是二脏所主之气皆发于外，故名曰风水，脉浮而有力者，可暂用越婢加术汤发之。肝肾并虚是脉浮无根；即'水病脉出'之例，是脏气不藏而外脱，故死"。

【原文】

岁水太过，寒气流行，……甚则腹大胫肿，喘咳，寝

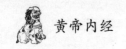

汗出、憎风。(《素问·气交变大论》)

【名家论述】

张志聪:"此水淫甚而自伤,所谓'满招损也',藏气法时论曰:肾病者腹大胫肿,喘咳、寝汗出、憎风,盖水邪泛滥,土不制之,则腹大胫肿,水气上逆则喘咳也。"按:此阳虚水泛,宜真武汤。

【原文】

病反腹满肠鸣,溏泄食不化,渴而妄冒,神门绝者死不治。(《素问·气交变大论》)

【名家论述】

张景岳:"阳气大衰,反克脾土,故为腹满等证,《素问·藏气法时论》曰:'脾虚则腹满肠鸣,飧泄食不化。'"

张志聪:"腹满肠鸣溏泄,食不化者,皆水泛土败之证。脾虚不能转输其津液,故渴,湿气冒明,故妄冒也,神门,心脉也,水胜而火绝,故死。"

【凡按】

"渴而妄冒",张注:"脾虚不能转输其津液,故渴",是根据《伤寒论》理中丸方后注:"渴欲得水者,加术"而提出的;其释"妄冒"则牵强矣,"妄冒"是单词的复合,"妄"指谵妄,"冒"即《伤寒论·少阴篇》:"少阴

病，下利止而头眩，时时自冒者，死。"——倏忽瞑眩之
状，虚阳上脱也。是"神门绝者死不治"的先兆。以上两
条原文是连贯的，上条"腹大胫肿"是始传，下条"腹
满肠鸣，飧泄食不化"是末传，"渴而妄冒"是"病反"
的表现，"神门绝者死不治"是病的结局。

二十二、胀满病类

《内经》首先揭示胀的含义，"排脏腑而廓胸胁，胀
皮肤，故命名曰胀。"说明胀由脏腑功能失调而引起，而
非器质性病变（癌变例外）。它与咳嗽一样，分五脏六腑
之胀，从而明确相关的脏腑病征。如胀属心者，则"心烦
短气"；属肺者，则"虚满而喘咳"；属脾者，则"善
哕"、"体重"；属肝者，则"胁下满而痛引少腹"；属肾
者，则"腰髀痛"；属胃者，则"腹满胃痛"；属小肠者，
则"小（脐）腹膜胀"；属大肠者，则"肠鸣腹痛，飧泻
不化"；属膀胱者，则"少腹满而气癃"；属三焦者，则
"气满于皮肤中"。此除注意"胀"的共性外，更重要的
是注意"脏腑"病征的个性，则治无余蕴矣。

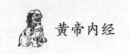
（一）概　述

【原文】

夫胀者，皆在于脏腑之外，排脏腑而廓^①胸胁，胀皮肤，故命曰胀。（《灵枢·胀论》）

【注释】

①廓：空也；"排"：排除在外的意思。

【名家论述】

张志聪："胀之舍，在内者，皆在脏腑之外，空廓之中，在外者，胀于皮肤腠理之间，故命曰胀，谓胀在无形之气分也。"

【凡按】

日医·和田东郭曰："腹胀攻下无效者，有漫游散气则顿愈者，此因心下素有积为胀满也"。盖指《灵枢·胀论》而言，《金匮要略》论水肿病的气分，"阴阳相得，其气乃行，大气一转，其气乃散"，可与此互发。

【原文】

清气在下，则生飧泄，浊气在上，则生䐜胀。（《素问·阴阳应象大论》）

【名家论述】

张景岳："清阳主升，阳衰于下，则不能升，故为飧泄；浊阴主降，阴滞于上，而不能降，故为膜胀"。

【凡按】

本条亦见于泄泻门，此处重列，以见胀与泄的相关机理和胀病产生的内在因素。

（二）分　述

【原文】

心胀者，烦心短气，卧不安。（《灵枢·胀论》）

【名家论述】

杨上善："气在脏腑之外，排脏腑，廓胸胁，胀皮肤，时烦心短气卧不安者，以为心胀。知此，五脏六腑胀皆仿此，各从其脏腑所由胀状有异耳。"

【凡按】

此属血行不畅，虚火内扰，治以活血通络，养心安神，与一味丹参饮合朱砂安神丸。前者属陈修园治疗心痛的验方；后者乃李东垣清心安神的验方，方中以生地、当归养心血，黄连、甘草清心热，朱砂少量以安神，结合功兼四物的一味丹参，则事半功倍矣。

【原文】

肝胀者，胁下满而痛引少腹。（《灵枢·胀论》）

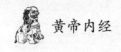

【凡按】

肝足厥阴之脉抵少腹，挟胃属肝络胆而布胁助，肝气实满而胀，则胁下满，痛引少腹，此属肝气郁滞。木郁则达之，治宜疏肝理气，与四逆散加金铃、延胡。方中柴胡之用，正"阴气不舒致阳气不达"者，恰针对"胁下满而痛引少腹"，此肝气下郁也，故宜之。如胸胁满痛而少腹不痛者，此肝气上郁，又宜魏氏"一贯煎"矣。此皆言其常也。

但"肝胀，胁下满而痛引少腹"，须防"独处藏奸"，如出现胀满逐渐增大，而人进行性消瘦者，非一般肝病，多属癌变，将突出疼痛，何任老用鼠妇9～12克，六神丸20小粒（分上、下午两次服）余考虑晚上痛甚，宜增服一次，本方能活血化瘀，解毒止痛。配失笑散、四三七更妙。

【原文】

脾胀者，善哕，四肢烦悗，体重不能胜衣，卧不安。（《灵枢·胀论》）

【凡按】

脾主肌肉与四肢，脾合胃，"胃为气逆为哕"，"胃不和则卧不安"，故见如是之症。此属脾虚湿阻，胃气上逆，治宜健脾除湿，和胃降逆，与香砂六君子汤。香，用藿香，剂量 10 克，才能胜芳香化浊之用。

【原文】

肺胀者，虚满而喘咳①。（《灵枢·胀论》）

【注释】

①喘咳：《脉经》卷六第七，"喘咳"下有"逆倚息，目如脱状，其脉浮" 10 字。

【凡按】

《金匮要略》："咳而上气，此为肺胀；其人喘，目如脱状，脉浮大者，越婢加半夏汤主之。""肺胀，咳而上气，烦躁而喘，脉浮者，心下有水，小青龙加石膏汤主之"实证可参考。但证见胸闷气促，喘咳声低，语言不续，汗出脉微，舌淡苔白者，此属虚满，宜强心以通脉，健脾以温阳，补肾以纳气，附子理中加黄芪、炙远志、枣仁、淮山药、杜仲、补骨脂。

【原文】

肾胀者，腹满引背央央①然，腰髀痛。（《灵枢·胀论》）

【注释】

①央央：央，通快，闭闷不畅。《内经灵枢校注》："央央"应是"快快"宜从。

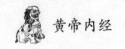

【凡按】

《灵枢·本神》："肾气虚则厥，实则胀，五脏不安。"肾足少阴之脉入腰股，上贯脊，故为腹满引背，腰髀痛，此属肾气虚寒，治宜强壮肾机，与真武汤。方中白术能"利腰脐间血"，促进腰脐间的血液循环，使局部温暖，而寒凝湿滞之腰痛得以缓解。

【原文】

胃胀者，腹满，胃脘痛，鼻闻焦臭①，妨②于食，大便难。（《灵枢。胀论》）

【注释】

①焦臭：臭，气也。香为脾臭，焦为心臭。

②妨：害也。（《内经灵枢校注》）

【名家论述】

张海峰：有属胃下垂者，非一般消导药可治。胃下垂多见于体型瘦长之人，一般症状为进食后脘腹胀满，行走站立则更甚，卧床则舒，胃中漉漉有声，恶心，嗳气，大便或结或溏，眩晕，心悸，四肢乏力或四肢欠温，舌淡苔白，脉弦或弱。中医辨证属中气下陷和阳虚停饮之证。宜苓桂术甘汤，以肉桂代桂枝，重用黄芪使以升麻，坚持久服则愈。

【原文】

大肠胀者，肠鸣而痛濯濯^①。冬日重感于寒，则飧泄不化。(《灵枢·胀论》)

【注释】

①濯濯：濯音浊，水声，形容肠中鸣响，咕噜有声。

【凡按】

此属中阳不足，大肠虚寒，治宜温中祛寒，与附子理中汤。

【原文】

小肠胀者，少腹膜胀，引腰而痛。(《灵枢·胀论》)

【凡按】

此属寒邪凝滞，治宜温中助化，宜丁蔻理中汤。丁香、白豆蔻二味即景岳的神香散，以砂仁易白蔻，治中、下腹满胀痛，针对性更强。

【原文】

膀胱胀者，少腹满而气癃。(《灵枢·胀论》)

【凡按】

此膀胱气闭，小水不通也。多见于老人前列腺肥大，治宜化气利尿，与五苓散加黄芪、桔梗、腊瓜、冬葵子。用黄芪、桔梗者乃"下病上取"之法，《本经疏证》方：

"黄芪者，阳得正其治于上，阴自顺其化于下也。"

【原文】

三焦胀者，气满于皮肤中，轻轻①然而不坚。(《灵枢·胀论》)

【注释】

①轻轻：《灵枢校注》云："《甲乙经》作殻殻是，物皮空也，与"不坚"义贯。

【凡按】

此气机不利，水气阻滞。治宜利气行水，与苏杏五皮饮。

【原文】

胆胀者，胁下痛胀，口中苦，善太息。(《灵枢·胀论》)

【凡按】

此属胆经郁热，气机不畅，治宜清热利胆，行气止痛，四逆散合失笑散、金铃苟甘汤，调其升降以达郁，则痛胀止而太

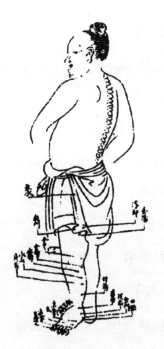

足太阳膀胱经左右三十六穴

明抄本《普济方》中的足太阴膀胱经左右三十六穴图

2094

息除。

【原文】

鼓胀何如？岐伯曰：腹胀身皆大，大与肤胀等也，色苍黄，腹筋起，此其候也。（《灵枢·水胀篇》）

【名家论述】

沈金鳌："此鼓胀亦气分满，故与肤胀相似，惟腹有筋起为异，但肤胀病根在肺，鼓胀病根在脾，由脾阴受伤，胃虽纳谷，脾不运化，或由怒气伤肝，渐蚀其脾，脾虚之极，故阴阳不交，清浊相混，隧道不通，郁而为热，热留为湿，湿热相生，故其腹胀大，中空无物外皮绷急。"

【凡按】

此证首先出现"单腹胀"并四肢消瘦，元·朱丹溪称为"蜘蛛蛊"，多见于晚期血吸虫病，其"色苍黄，腹筋起"，是肝硬化腹水的特征。最后，由于营养不良，四肢亦浮肿，"身皆大"，与晚期血吸虫病肝硬化腹水的发病规律符合。可见《内经》记载与长沙马王堆西汉古墓出土的軑侯妻，尸检出血吸虫卵是信而有征的。其高度腹水，病人感觉的共同规律是，旦慧、昼安、夕加、夜甚。正如《灵枢经》云："朝则人气始生，病气衰，故旦慧（按：早晨清爽）；日中人气长，长则胜邪，故昼安；夕则人气始衰，邪气始生，故夕加；夜半人气入藏，邪气独居于

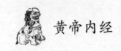

身，故夜甚也。"余临诊近千例，概莫能外。其机理宜从《灵枢·顺气一日分为四时》进一步研究。

【原文】

有病心腹满，旦食则不能暮食此为何病？岐伯对曰：名为鼓胀，……治之以鸡矢醴，一剂知，二剂已。帝曰：其时有复发者何也？岐伯曰：此饮食不节，故时有病也。（《素问·腹中论》）

【名家论述】

杨上善："气满心腹，故旦食暮不能食也，是名鼓胀，可取鸡粪作丸，熬令烟盛，以清酒一斗半沃之，承取汁，名曰鸡矢醴，饮取汗，一剂不愈，至于二剂，非直独疗鼓胀，肤胀亦愈。"

张景岳："鸡矢之性，能消积下气，通利大小便，盖攻伐实邪之剂也，一剂可知其效，二剂可已其病。凡鼓胀由于停积及湿热有余者，皆宜用之。若脾肾虚寒发胀及气虚中满等证，最所忌也。"

【凡按】

余治一患者，名朱福安，男，45岁，患鼓胀，色苍黄而腹壁静脉未见曲张，其人旦食暮不能食，察其舌苔浊厚，便秘尿少，脉弦滑有力。此湿热郁结，乃遵内经法，用雄鸡一只，笼关于木板上，饲以稻谷20天，取鸡矢尘

白四两（炒焦），用白酒淋取汁煎服，服一煎，两小时后
肠鸣腹泻，排下极臭污秽约2000毫升，腹已宽松。次日
再服一煎，肠鸣腹泻如前，但排泄物减半，腹胀消而腹皮
皱，舌苔去而食纳增，以香砂六君子汤善后而愈，并恢复
了劳动。

二十三、积聚病类

《难经》是解释《内经》的，曾详述五脏之积，但古
为今用者较少。而《内经》针对常见多发的"人之善病
肠中积聚者……"，用从外以知内的诊察方法，观其皮肤
薄而不泽，肉不坚而淖泽，如此则胃肠恶，恶则邪气留
止，积聚乃伤。并在病因、病机方面提出："肠胃之络伤，
则血溢于肠外，肠外有寒汁沫与之相搏，则并合凝聚不得
散而积成矣。"此包括胃、肠、胰的肿瘤病变。《内经》
着重指出："新积，痛可移者，易已也；积不痛，难已
也。"说明积聚的良性与恶性，在于治早治小。

（一）概　述

【原文】

卒然外中于寒，若内伤于忧怒，则气上逆，气上逆则
六输①不通，温气不行，凝血蕴里而不散，津液涩渗，著

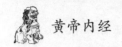

而不去，而积皆成矣。（《灵枢·百病始生篇》）

【注释】

①六输：丹波元简曰："六输指六经之输（俞）。"

【名家论述】

张景岳："此言情志内伤而挟寒成积者也。寒邪既中于外，忧愁复伤其内，气因寒逆则六经之输不通，暖气不行则阴血凝聚，血因气逆成积，此必性情乖戾者多有之也。"

【凡按】

日医·后藤艮山曰："凡病不论六淫七情，饮食男女，皆因一元气郁滞。"此条言积之所成由于"外中于寒，内伤于忧怒"。外因是通过内因而起作用的，情怀忧郁病此者历历可数，艮山氏之言，确凿有据。

【原文】

积之始生，得寒乃生，厥乃成积也……厥气生足悗①，悗生胫寒，胫寒则血脉凝涩，血脉凝涩则寒气上入于肠胃，入于肠胃则䐜胀，䐜胀则肠外之汁沫迫聚不得散，日以成积。（《灵枢·百病始生篇》）

【注释】

①足悗：悗，即闷，指足部运动失常兼有痛胀之感。

【名家论述】

张景岳："厥气，逆气也。寒逆于下，故生足愧，谓肢节痛滞不便利也。由胫寒而血气凝涩，则寒气自下而上，渐入肠胃，肠胃寒则阳气不化，故为膜胀，而肠外沫汁迫聚不散，则日以成积矣。"

【凡按】

语云："寒从足下生"。一上腭混合瘤病人，久治不愈，一日病人诉，赤足履水泥地，则足冷胃痛，此脾肾阳虚的反应。余察之舌淡苔白，脉沉细，与附子理中汤，足温而胃痛除。乃悟"厥寒成积"之理，原方加黄芪托毒生肌，连服 30 剂，上腭混合瘤溃疡逐渐愈合而出院，后改金匮肾气丸，疗效巩固。

（二）分 述

【原文】

虚邪之中人也……留而不去，传舍于肠胃之外，募原之间，留著于脉，稽留而不去，息而成积。(《灵枢·百病始生篇》)

【名家论述】

张景岳："肠胃之外，募原之间，谓皮里膜外也，是皆隐蔽曲折之所，气血不易流通，若邪气留著于中。则止

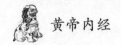

息成积，如疟痞之属也。"

【凡按】

瘕疝之属，攻伐消导，必变腹满，以虚中挟滞，最难速见功效。如叶天士云："初病胀痛无形，久则形坚似梗，是初为气结在经，久则血伤入络"，"考仲景……通络方法每取虫类，俾飞者升，走者降，血无凝滞，气可宣通，与攻积除坚，徒入脏腑者异，"如蜣螂、蟅虫、水蛭之类，服丸后渐消，且取"衰其大半"之意。

【原文】

肠胃之络伤，则血溢于肠外，肠外有寒汁沫与血相搏，则并合凝聚不得散而积成矣。（《灵枢·百病始生篇》）

【名家论述】

张景岳："伤阴阳之络以动其血，瘀血得寒，汁沫相聚于肠外，乃成血积，此必纵肆口腹及举动不慎者多有之。"

【凡按】

此证常见于肠系膜淋巴肿瘤，余用黄芪建中汤去桂枝、饴糖，加水蛭、肉桂、海藻、菝葜、常春藤、丹参、白术、鸡内金以治之，每收良效。例如：患者游子福，男，45岁，病腹中肿块，经省人民医院剖腹探查，为肠系膜淋巴肉瘤，已转移，闭腹出院。该院邓健民介绍余治，按上方给药15剂，肿块已稳定。复诊，原方加梫木、半边莲以利尿消种，继服30剂。来省城复查，我院李孝斌主任医师触诊肿块已消失，原方去水蛭、海藻、常春藤，仍以黄芪建中汤合白术、鸡内金畅通循环以助消化而愈。

【原文】

人之善病肠中积聚者，何以候之？少俞答曰：皮肤薄而不泽，肉不坚而淖泽①，如此则肠胃恶，恶②则邪气留止，积聚乃伤③。脾胃之间，寒温不次④，邪气稍至，蓄积留止，大聚乃起。（《灵枢·五变篇》）

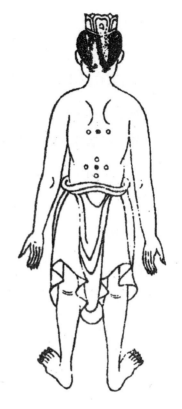

宋代《圣济总录》中的取四花穴法图，四花灸是我国古代劳疾的一种特殊灸法

【注释】

①淖泽：泥泞也，状软弱不匀。

②恶：是指消化不良的现象。

③伤：应据《甲乙经》卷八改为"作"与恶押韵。

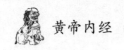
④寒温不次：不次，就是不按次序，指饮食寒温不节。

【名家论述】

张景岳："皮肤薄者，肉不坚也，不润泽者血不足也，淖泽者，湿滞多也，此其肠胃薄恶，气禀之有亏也，故或中外邪，留而不去，或饮食寒温不以节次，皆足致邪而大积起矣。"

【凡按】

调其饮食，适其寒温，热无灼灼，寒无沧沧，更重要的是心情愉快，"正气存内"，则积难成矣。预防之法，余每用苍术1000克，鸡内金300克研细粉（过百目筛），装入胶囊，每囊0.5克，每日清晨服4颗胶囊。苍术扩肠以增进吸收，鸡内金健脾胃以助消化。许学士常服苍术粉，治好自己的饮癖，"其后灯下能书细字，皆苍术之力也"。余效而用之2年，无"蓄积留止"之患，且视力增强。

【原文】

新积，痛可移者，易已也；积不痛，难已也。（《灵枢·卫气篇》）

【名家论述】

张志聪："新积痛可移者，积在气分，故为易已，积不痛者，积在血分，故难已也。"

【凡按】

以乳腺病为例，乳腺小叶增生，核小可移动，月经周期前痛明显，此易治乜；乳腺肿块初起如梅核，渐大如核桃，质坚硬，边缘清楚，按之不痛者，此属乳癌，一旦溃烂，则难治也。

二十四、黄疸病类

《内经》于黄疸，首先指出它的证候："尿黄赤安卧者，黄疸"，安卧指湿重，尿黄赤指热郁。其特征是："目黄"，与"食已如饥者"之？单纯胃热而不挟湿的"胃疸"是不同的。所以本条提出作为鉴别诊断。

《内经》所言黄疸，指出"黄疸暴痛"，类似现代的胆囊炎、胆结石，从"久逆所生"之病因，多见于情怀郁结的患者。而发黄更多是"肝热病者，小便先黄"，证之现代肝炎患者莫不皆然。其表现为"热争，则狂言及惊，胁满痛，手足躁，不得安卧。"此更属于"暴发型肝炎"范畴。

《内经》复提出"太阴发黄"的临床证候："腹胀、善噫，得后（按：指大便）与气（按：指放矢气）则快然如衰（按：指腹胀减轻），身体皆重（按：指湿胜阴凝），溏、瘕泄（按：指大便拉稀或有脓垢），水闭（按：

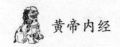

指小便小利），黄疸（按：肤色如烟熏），不能卧（按：应是嗜卧）。"元·罗谦甫，清·喻嘉言、陈灵石，均补出阴黄治法可参。阳黄、阴黄，是根据人的体质为转移的，所以治病必须治人。

（一）概　述

【原文】

溺黄赤安卧者，黄疸。……目黄者曰黄疸。（《素问·平人气象论》）

【名家论述】

巢元方："黄疸之病，此由酒食过度，脏腑不和，水谷相并，积于脾胃。复为风湿所搏，淤结不散，热气郁蒸，故食已如饥，令身体面目及爪甲小便尽黄，而欲安卧。"

高士宗："所谓黄疸者，不但溺黄赤安卧，必目黄者，始曰黄疸。"

【凡按】

此以目黄为黄疸特征。以别于钩虫所致的黄胖病——面色萎黄而虚浮，巩膜不黄染，而眼睑、唇、舌俱淡之贫血证征也。

【原文】

身痛而色微黄，齿垢黄，爪甲上黄，黄疸也，安卧，

小便黄赤，脉小而涩者，不嗜食。（《灵枢·论疾诊尺篇》）

【名家论述】

杨上善："安卧，小便黄赤，脉小涩，脾病，故不嗜食也。"

【原文】

黄疸暴痛，癫疾厥狂，久逆之所生也。（《素问·通评虚实论》）

【名家论述】

张景岳："此以气逆之久，而阴阳营卫，有所不调，然后成此诸证，非朝夕所致也。"

张琦："阴不升，阳不降则为逆。其在脾胃，则湿淫为黄疸，其在经脉，则为暴卒之痛，若在上焦，则癫疾厥狂，皆久逆之所生也。"

【凡按】

"逆"，指拂逆。环境逆，则寒暑不调，而病黄疸，暴痛之疾生；情志逆，则精神忧郁，而癫疾厥狂之病作。得于暂，人体的自然疗能可以恢复平衡。拂逆过久，则自我调节不易，说这些疾病，都是久逆之所生也。明其病因，则治疗之法就在掌握之中了。

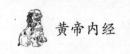

（二）分 述

【原文】

肝热病者，小便先黄，腹痛多卧身热。热争，则狂言及惊，胁满痛，手足躁，不得安卧。（《素问·刺热篇》）

【凡按】

肝主疏泄，小便先黄是肝有郁热的发黄征兆，身热，手足躁扰，是肝热动风的临床证候。"热争"《太平圣惠方·热病论》引作"热盛"，宜从，"狂言及惊"，为肝热动风的进一步表现。腹胁满痛，肝气横中也。肝为"罢极之本"，故病则多卧，又"不得安卧"者，以热邪干扰，影响睡眠也。本病多见于急性暴发性黄疸肝炎。治宜疏肝清热，利胆除黄，常用羚羊钩藤加金铃芍甘合茵陈蒿汤加减。必藉羚羊、钩藤以清肝熄风，芍、甘、延、楝以疏肝止痛，茵陈、大黄以利胆除黄，所谓"乘其未集而击之"，则黄从大小便去，病愈以小便不黄为验证之据。

【原文】

肝传之脾，病名曰脾风，发瘅，腹中热，烦心出黄。（《素问·玉机真藏论》）

【凡按】

外邪从皮毛入肺，肺传之肝，肝传之脾，在内则腹中

2106

热而心烦，在外则肌体发出黄疸。病由外感而淤热在里发黄，治宜解表、清热、利湿。《金匮要略·黄疸病证并治篇》："黄疸病，茵陈五苓散主之。"尤在泾云："此正治湿热成疸之法。"方中重用茵陈发汗利胆除黄，合五苓散则黄色出于便泄之所，而腹热、心烦自然消失，此肝脾同治之良法也，"脾风发瘅"亦可用之。

【原文】

溺黄赤安卧者，黄疸。已食如饥者，胃疸。(《素问·平人气象论》)

【名家论述】

喻嘉言曰："溺黄赤者，热之征也，安静嗜卧者，湿之证也。"(引《内经素问校注》)

巫君玉："尚有胃热消谷一端，非黄疸也。宜另出一方。"按：此言诚是，可与白虎加生地黄汤。

【凡按】

脾胃气衰，则食后饱闷，乃钩虫病黄胖症也；已食如饥食，脾胃湿热盛也，蒸湿发黄，故曰胃疸。尿如茶褐，实乃肝经郁热所致。异于黄胖病者，以尿黄赤，巩膜黄染，皮肤如橘子色也。亦宜茵陈五苓散，利其湿而热自去。

【原文】

脾足太阴之脉……食则呕，胃脘痛，腹胀善噫，得后

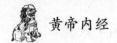

与气，则快然如衰，身体皆重。……溏、瘕、泄、水闭[①]，黄疸，不能卧[②]。（《灵枢·经脉篇》）

【注释】

①水闭：小便不利也。

②不能卧：作"好卧，不能食肉"。莫文泉曰："按胃病则不能卧，脾病则嗜卧"，宜以《脉经》为是。

【名家论述】

喻嘉言："阴疸一证仲景之方论已亡，千古之下，惟罗谦甫茵陈四逆一方，乃治过用寒凉之药，致阳疸变'阴黄'之证，见《卫生宝鉴补遗》：'阴旺皮肤凉，又烦热欲卧水中，喘呕，脉沉细无力而发黄者，治以茵陈四逆汤'。"

陈灵石："若中阳虚而发黄者，余每用理中

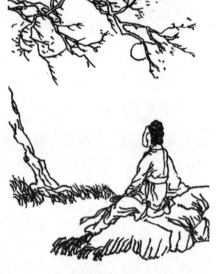

卫气昼行于阳，夜行于阴，到黎明平旦之时，卫气在阴分已行尽二十五周次，出于目，眼睛张开，卫气开始从目内眦上行于头部，沿项后足太阳经的通路下行，沿背部向下到足小趾外侧端（至阴穴）

汤、真武汤加茵陈多效。"

【凡按】

此指脾经发病之各症，可兼见呕、胀、体重、溏泻。水闭而产生的黄疸，必色如烟熏，属脾胃阳虚，寒湿内聚之阴黄无疑。此茵陈四逆、理中汤证也。

可见茵陈除黄寒热均用，在于配伍适宜。然而，湿热发黄人所常见，此外有燥热黄疸，多由误治伤津所致。譬如禾苗太潦则气郁而橘黄，太旱则水脱而萎黄。清·沈芊绿云："有服对证药不效，耳目皆黄，食不消者，是胃中有干燥矢也，宜饮煎猪油，以燥矢下为度，即愈。"（《沈氏尊生》）余治小儿蚕豆黄18例，均便结而尿血，血色素降低，用《金匮》治诸黄之猪膏发煎，以阿胶代猪膏，取其补血润肠之功，用血余炭之利尿消瘀止血以除黄，血色素回升，2周全愈。此即治燥黄之例也。（详见拙著医案）

二十五、厥证病类（附、寒厥、热厥）

《内经》首先在"厥证"性质上，提出"暴厥者，不知与人言"（按：呈休克现象），"脉至如喘"（按：痰水上涌），与《厥论》人事清醒，手足寒热之厥，是有区别的。《内经》补上一个佐证"厥逆为病也，足暴清"（按：指远端循环障碍包括四肢末梢）。

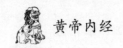

《内经》特别指出："血之与气并走于上，则为大厥，厥则暴死（按：含煎厥、薄厥、尺厥，皆昏不知人），气复反则生，不反则死。"此证在现代多见于卒中包括脑溢血和脑血栓。其"气不反则死者"，以卒中之脑出血，超出吸收范围也。

《内经》判断"厥证"的预后，"厥逆连脏则死"即指出血不止，昏迷不醒，"连经则生"是指脉络疏通，血栓排除而人已清醒。此与当前临床见证是相符的。至于所附寒厥、热厥，乃昏迷之厥与清醒之厥，互相对照，学者详之。

【原文】

脉至如喘，名曰暴厥。暴厥者，不知与人言。（《素问·大奇论》）

【名家论述】

张志聪："如喘者，脉来滑急也。此痰水上壅，故脉来滑急，暴厥者，一时昏厥而不省人事也。"

【凡按】

此属痰浊上涌，蒙蔽清窍，故人事不省，治宜化痰开窍，与紫金锭（成药）以疏导之。我院欧阳锜研究员尝用之。

【原文】

厥逆①为病也，足暴清。（《灵枢·癫狂篇》）

【注释】

①厥逆："盖重笃之病发厥，均由手足而起，渐及臂胫胸腹。张景岳所谓，厥逆证之危证也。

【名家论述】

孔庆玺："此二条说明，厥有气逆不顺，昏不知人，手足逆冷，'两阴交尽'等种含义。在祖国医学中以这四者最为常见，用来说明昏厥病因、病机、病名、症状、脉象等。在厥证的命名中，气逆、"尽极"概括了厥证的病机，手足逆冷、昏不知人，又说明厥证的主要症状。因此，四末阴阳之气的不相顺接，必然会影响脏腑之气的升降，严重时可致上下阴阳隔绝，心神无主而昏不知人。如病势急骤，直接阻碍气机的升降，起病即可出现突然昏倒之证，而升降障碍必然影响出入障碍，故突然昏倒必伴见手足逆冷。"

【原文】

卧出而风吹之，血凝于肤者为痹，凝于脉者为泣，凝于足者为厥，此三者，血行而不得反其空①，故为痹厥也。（《素问·五藏生成篇》）

【注释】

①空：与孔通，为气血出入门户。

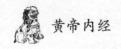

【名家论述】

张景岳："卧出之际，若玄府未闭，魄汗未藏者，为风所吹，则血凝于肤，或致麻木，或生疼痛而病为痹。风寒外袭，血凝于脉，则脉道泣滞而为病矣，泣与涩同。四肢为诸阳之本，风寒客之，而血凝于足，则阳衰阴性，而气逆为厥也。血得热则行，得寒则凝，凡此以风寒所客，则血脉凝涩。"

【凡按】

此证正如《金匮》所云："夫尊荣人，骨弱肌肤盛，重因疲劳汗出，卧不时动摇，加被微风遂得之"，"外证身体不仁，如风痹状"。尤在泾曰："此阳不足而阴为痹之象，不仁者肌肤麻痹，痛痒不觉，如风痹状，实非风也，宜黄芪桂枝五物汤和荣之滞，助卫之行"，则愈。"寒凝于足者为厥"，此则神志清醒而异于昏厥之证，相同于《厥论》之厥。特提出以资鉴别。

【原文】

血之与气并走于上，则为大厥，厥则暴死，气复反则生，不反则死。(《素问·调经论》)

【名家论述】

王静斋："'血之与气并走于上，……。'这正是本病的致病因素。盖人身气血，上下循环，周流不息。血随气上，上行极必然造成脑充血，故卒然倒仆不知人事；气上行极而下，则血亦随之下行，是为气复反则生；假如气血上行不止，势必造成脑血管破裂而出血，出血不止，是为不返则死。'大怒则形气绝，而血菀于上，使人薄厥'，可见大怒为本病诱因之一。"

【凡按】

近代张伯熙、张山雷认为此证"是卒中风的临床表现。"张锡纯治此证，从《中风慎诠》中根据二张学术思想认为："肝胆之火挟气血上冲脑部，脑中血管因受冲激而膨胀"，常重用牛膝、生赭石、生白芍、生龙骨、生牡蛎、甘草、锈铁磨水煎药，方中以牛膝为主药者，诚以牛膝善引上部之血下行，为治脑充血之无上妙品也，此方可参考。其"气不反则死"者，以卒中脑出血量，超出了吸收的范围。

【原文】

五络①俱竭，令人身脉皆动，而形无知也，其状若尸，或曰尸厥。(《素问·缪刺论》)

【注释】

①五络：指手足少阴、太阴、足阳明之络，此五络皆会于耳中，上络左角。

【名家论述】

张志聪："五络俱竭，则营卫不行，故令人身脉振振

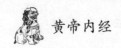

而形无知也，其状若尸，故名尸厥。盖人之所以生动者，藉气煦血濡，血气不行，其人若尸矣。"按：此属痰浊上涌，蒙蔽清窍，故人事不省，治宜化痰开窍，与紫金锭（成药）以疏导之。本方又名"万病解毒丹"，治一切食物中毒，如蘑菇、疫死牛马等毒，山岚、瘴疟、缠喉风痹，痰涎上涌，暴死不知人者，并宜服之，以吐出痰涎，泻下污秽效。徐灵胎云："此秘药中第一方也。"

欧阳锜："治一例青鱼胆中毒，腹痛呕吐，烦躁不安。小便癃闭，全身发黄，神识不清等肝肾功能损害症状。原服茵陈五苓散无效，乃于原方去术、桂，加建菖、郁金、丹参、磨服紫金锭（玉枢丹），当晚服药，次晨神识销清，大小便渐通，连服5天，诸症悉退。转危为安。"

【凡按】

"尸厥"病名亦见《史记·扁鹊仓公列传》，扁鹊过虢，适虢太子死，扁鹊曰："若太子病，所谓尸厥者也……上有绝阳之络，下有破阴之纽，破阴绝阳之色已废，脉乱（按：即身动脉未绝之诊），故形静如死状，太子未死也。先针三阳五会（按：一名百会穴）以醒迷，次用咸盐熨剂及服汤药更适阴阳而复故。"此扁鹊治尸厥之法也。余治湛辉庭之女，13岁，夜晚受惊昏厥，三日不知人，为灸双手拇指"鬼哭穴"，一壮，知痛则皱眉，二壮，呻吟出声，三壮，汗出而人醒，可见针灸是急救良法。

【原文】

阳气者，烦劳则张①，精绝②，辟积③于夏，使人煎厥④。（《素问·生气通天论》）

【注释】

①烦劳则张：俞樾曰："张字上夺筋字，筋张，精绝，两文相对。今夺筋字，则义不明。王注曰："筋脉膜张，精气竭绝，是其所据本未夺也。"

②精绝：吴崑曰："火炎则水干，故令精绝。"

③辟积：周慎斋曰："辟，病也。辟积，病之积也。"按：辟积病，于义无据。况文承阳气而言，"辟积"是复词，不宜单释。《中文大辞典》"辟积"与"襞襀"同，犹言衣的摺叠也。在这里喻阳气郁结。

④煎厥：张景岳："病积至夏，日以益甚，令人五心烦热，如煎如熬，孤阳外浮，真阴内夺，气逆而厥，故名煎厥。"《素问·脉解篇》：

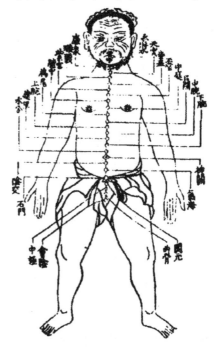

《十四经发挥》书中的任脉之图

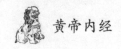

"肝气当治而未得，故善怒，善怒者，名曰煎厥。"张志聪："肝气内郁故善怒，煎厥者，焦烦颠倒也。"与此互发。

【名家论述】

叶天士："夫劳动阳气弛张，则阴精不司留恋其阳，虽有若无，故曰绝。积之既久，逢夏季阳正开泄，五志火动风生，若煎熬者然，故为晕厥，治法以清心益肾，使肝胆相火，内风不为暴起，仍以静养为宜"，方用"生地、白芍、玄参、麦冬、连翘、竹叶、珍珠粉（按：以珍珠母代）。"

【凡按】

烦劳则阳气扩张，张而不弛，则阴气夺于内，故精绝矣；反之，阳气不外发而内郁，如着重叠的衣服，处于夏热的状态，则气逆而厥，故名"煎厥"。煎，迫也，作动词用。如曹植诗："相煎何太急"之"煎"是也。"厥"是晕厥（不省人事）和仆倒之意。

此证常见于烈日劳作，汗出不止，中暑仆倒。余治一例，症见两太阳穴筋脉怒张搏动，目睛潮红上窜，昏迷不省，即移阴凉处，为针足涌泉穴，"戴眼"即下而人清醒，呼口渴，速与王孟英清暑益气汤，去黄连仍用生石膏合人参白虎汤意。服药休养而愈。此症同而因异也。

【原文】

阳气者，大怒则形气绝，而血菀①于上，使人薄厥②。（《素问·生气通天论》）

【注释】

①菀：同郁，即郁积之意。

②薄厥：古病名，薄同迫，薄厥，即因大怒而迫使气血上逆之证。

【名家论述】

张景岳："人之阳气，贵在冲和，若大怒伤肝，则气血皆逆，甚至形气隔绝，则经脉不通，故血逆妄行，菀积于上焦也，相迫曰薄，气逆曰厥，气血俱乱，故为薄厥。"

【凡按】

厥者阳气逆乱，叶天士独重在肝，大怒伤肝，则气逆而痰升血涌，治宜上病下取，镇之，平之，缓之，散之，用"乙癸同源"法，据其窟宅而招之，以平为期。此证常见于与人争吵之际，怒则气上，面红、脖子粗血菀（郁）于上，大怒则绝倒，相迫而厥，人事不知，名曰"中气"。异于中风者，虽卒倒昏愦，而无偏枯㖞斜也。与苏叶10克、生姜3片、葱白9茎、黄连3克、锈铁一块烧红淬水兑药服。此方舒气、通阳、降逆、平肝，一服即愈。方中黄连、苏叶，乃薛生白《湿热病篇》治"诸逆冲上，气

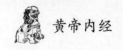

贵流通"之义。

【原文】

足阳明之脉，……病至则恶人与火，闻木音则惕然而惊，心欲动，独闭户塞牖而处，甚则欲上高而歌，弃衣而走，贲响腹胀，是为骭厥①。（《灵枢·经脉篇》）

【注释】

①骭厥：骭音干，胫骨的古称。骭厥，足胫部之气上逆。

【名家论述】

张景岳："病至而恶人者，阳明厥逆则喘而惋（内烁），惋闷则恶人也。恶火者，邪客阳明而热甚也。欲闭户独处者，阴静而阳躁，欲以阴胜阳也。欲登高而歌者，阳盛则四肢实也，弃衣而走者，热盛于身而好动也。贲响，肠中雷鸣也。骭，足胫也，阳明之脉自膝髌下胫骨外廉，故为足胫厥逆。"按。《伤寒论》所谓"阴阳气不相顺接"是也。

【凡按】

此属阳明热盛，热扰神明，"贲响腹胀"，治宜泻下清热，可与大承气汤。此条宜与《金匮要略·痉湿暍脉症》并看，《金匮》云："痉为病，胸满口噤，卧不着席，脚挛急，必龂齿，可与大承气汤"，尤在泾云："阳明之筋起于足，结于跗"，此与"臑厥"何其相似？薛生白《湿热病篇》云："外窜经脉而为痉，内侵膻中则为厥，痉厥并见。痉者病之成，厥者病之势。"《内经·厥论》寒厥、热厥，均不含昏厥，而本条之臑厥则神识已乱，两者都联系到足阳明，用承气者，"釜底抽薪"法也。

【原文】

厥逆连脏则死，连经则生。（《素问·阳明脉解篇》）

【名家论述】

马元台："厥逆内连五脏，则邪入已深，所以主死。厥逆在外连经脉，则邪尚浅，所以得生。"按：《金匮要略》云："脉脱入脏即死，入腑即愈。"尤在泾云："厥病入脏者，深而难出，气竭不复则死，入腑者浅而易通，气行脉出即愈。"与此互发。

万友生："在厥症中，既有厥闭证，也有厥脱证，更多有内闭外脱厥证。治之之法：闭证是因邪气内闭所致，宜祛邪以开闭。（按：尤在泾在所著《金匮翼》中云："不开则死，如搐鼻、揩齿、探吐，皆开法也。"）如高热昏厥宜凉开，选用醒脑清神的安宫牛黄丸、紫雪丹、至宝丹（其指征是，舌绛而干的神识昏迷）；无热昏厥宜温开，选用芳香开窍的苏合香丸（其指征是舌淡而润的神识昏迷）。脱证是正气外脱所致，宜扶正以固脱，如气脱用独参汤，阳脱用参附汤，气液两脱用生脉散，阴脱用三甲复

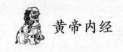

脉汤，内闭外脱证，宜开闭与固脱兼施，应灵活使用以上方法等。"

二十六、偏枯风痱病类

本病属中风后遗证的范畴。《内经》指出："偏枯痿厥"与"消瘅"（按：即消渴）、"仆击"（按：即中风卒倒），同因而异位，都是属于"肥贵人则膏粱之疾也。"故重引之，以明致病因素。

《内经》将"偏枯"与"风痱"作了比较。认为"偏枯，身偏不用而痛，言不变，智不乱，病在分腠之间，巨针刺之，益其不足，损其有余，乃可复也。"巨针是首选，如调以甘药，用清·王清任的"补阳还伍汤"益气扶阳、活血化瘀，结合食疗、气功、体育锻炼，可以恢复。至于"风痱，四肢不收，智乱不甚（不伴痴呆）可治"；"甚则不能言（少阴肾厥不至，发为喑痱），经云不可治，而刘完素主地黄饮子，进一步明确病机在肾，说明医学代有补充，是向前发展的。

【原文】

消瘅仆击①，偏枯痿厥，气满发逆，肥贵人，则高粱之疾也。（《素问·通评虚实论》）

【注释】

①仆击：楼英《医学纲目》："其卒然仆倒，经称为击仆，世又称为卒中风是也。"

【名家论述】

张景岳："高粱，膏粱也，肥贵之人，每多厚味，夫肥者令人热中，甘者令人热蓄，多伤其阴，故为诸病。"

【凡按】

当今环境安定，物质丰富，营养条件好，上述诸证发病率高。

【原文】

汗出偏沮①，使人偏枯。（《素问·生气通天论》）

【注释】

①沮：湿润之义。

【名家论述】

王冰："夫人之身，常偏汗出而湿润者，久久偏枯半身不遂。"

张志聪："是阳气虚而不能充身遍泽。"

高士宗："气血不周于身，必有偏枯之患矣。"

【凡按】

王绵之治1例男性患者，28岁，运动员。患头晕、呕

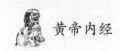

吐、复视，吞咽困难，肢体无力，呈右侧偏瘫步态，疑为"左小脑占位病变"，经反复检查，排除了占位病变。转神经内科，诊断为"脱髓鞘病"，予激素及多种维生素治疗，但稍减量，病情即见加重。故转而求助中医。刻下体腴面圆，周身痹楚，手足麻软，步履艰难不稳。脉细弦涩，舌胖嫩，苔薄白而干，此属肾亏气虚。肾亏则骨弱，气虚则血滞，当从肾治，兼以益气活血。方以二地、二冬、枸杞子、杜仲、石斛、黄芪、丹参、赤白芍、红花、桃仁、牛膝、地龙。

服药 2 个月病情明显好转，嘱递减激素。病人自觉右侧皮温低于左侧，遂于方中配仙灵脾、肉苁蓉以燮理阴阳；或加以川芎、香附以增强行气活血之力。至 4 个月后完全停用激素，又继续服上方月余，诸症悉除，工作均已正常，并参加体育活动，后予补益脾肾之剂以资巩固。王煦：治此证关键在于掌握好肾之阴阳、精、气的相互关系，不忘阴中求阳，阳中求阴之理，切忌一味滋阴或过用辛热助阳之品。（《奇症专辑》）

【凡按】

此例偏瘫与中风后遗症证同而因不同，其治法正是遵循"阴中求阳，阳中求阴"的原则收到疗效。

【原文】

偏枯，身偏不用而痛，言不变，志不乱，病在分腠之

间，巨针刺之，益其不足，损其有余，乃可复也。(《灵枢·热病篇》)

【名家论述】

张景岳："偏枯者，半身不隧，风之类也，其身一侧不用而痛，若言不变，志不乱，则病不在藏而在分肉腠里之间，可用巨针取之，即第九针也，察其虚实以施补泻，其元可复矣。"

【凡按】

华岫云曰："凡肢体拘挛，半身不遂，口眼㖞斜，舌强语蹇，属本体先虚，风阳挟痰火壅塞，以致营卫脉络失和，治法急则先开通经络，继则益气充血（按：如黄芪桂枝五物汤，补阳还五汤之类），使脉络通利无阻，则病可痊也。"针灸、药物之外，宜结合功能锻炼。

【原文】

痱①之为病也，身无痛者，四肢不收，智乱不甚，其言微知，可治；甚则不能言，不可治也。(《灵枢·热病篇》)

【注释】

①痱：音肥，废的意思，本病又称风痱。

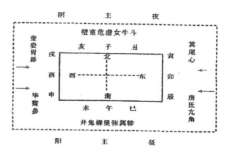

二十八宿与十二地支关系示意图

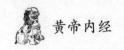
【名家论述】

《医学纲目》:"痱,
废也,痱即偏枯之邪气深者,痱与偏枯是二疾,以其半身
无气荣运,名曰偏枯;以其手足废而不收,故名痱,或偏
废、或全废,皆曰痱也。"

张志聪:"痱者,风热之为病也,身无痛者,邪入于
里也。风木之邪,贼伤中土,脾藏智而外属四肢,四肢不
收,智乱不甚者,邪虽内入,尚在表里之间,脏中之气未
伤也。其言微者,此伤于气(知觉尚存),故知可治,甚
则不能言者,邪入于藏(知觉丧失),不可治也。"

【凡按】

经言"内夺而厥,则为喑痱"。刘完素"治内夺而
厥,舌喑不能言,二足废而不用,肾脉虚弱,其气厥不
至,舌麻木不仁,地黄饮子主之"。其方即桂附八味去山
药、丹皮、泽泻,加巴戟天、肉苁蓉、五味子以强壮肾
机,石斛、麦冬清滋肺胃,远志、菖蒲以开窍发声。此喑
痱并治,重在少阴肾厥,以足少阴之脉"循喉咙,挟舌
本",故主声音,亦为内经决此症可治不可治之根据也。

二十七、痹病类

《内经》提出致痹的因素是风、寒、湿三气杂至合而

为痹。从"合"字上分析，外因是通过内因而起作用的。其人内寒多，则为寒气凝泣的痛痹；内风多，则为游走不定的行痹；内湿多，则为湿气濡滞的着痹。在治法上，痹者闭也，以通为主。"逢寒则虫，逢热则纵。"故《内经》治寒痹采用温针和熨法，此温阳通痹也。着痹不去，久寒不化，此寒湿杂至而并存，《内经》火针足三里，采取整体调节，使"壮者气行则已。"

《内经》特提出："阳气多，病气胜，故为痹热。"为后人红肿痛热，湿热之痹的治疗导夫先路。至于脏腑之痹是功能失常而形成的，与上述常见而多发的痹证名同而实异，更宜深究。

（一）概　述

【原文】

风寒湿三气杂至，合而为痹①也。其风气胜者为行痹，寒气胜者为痛痹，湿气胜者为着痹也。（《素问·痹论》）

【注释】

①痹：音皮，闭也。

【名家论述】

张景岳："风寒湿三气杂至，则壅闭经络，气血不行而病为痹，即痛风不仁之属。风者善行数变，故为行痹，

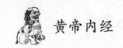

凡走注历节疼痛之类皆是也。阴寒之气，客于肌肉筋骨之间，则凝结不散，阳气不行，故痛不可当，即痛风也。着痹者，肢体重着不移，或为疼痛，或麻木不仁，湿从土化，病多发于肌肉。"

刘志明："痹证之部位有上下之偏，药物的作用部位也各有不同，医者应熟练掌握，方能提高疗效。《金匮》麻杏苡甘汤治'一身尽痛'，说明此方实际上是一个祛风湿的方剂，但麻杏毕竟是肺经药，故作用偏表偏上，我曾用本方治愈下颌关节炎（按：表现为痛不能张口）多例，至今未复发。"

【凡按】

行痹的特点是关节痛而游走不定，肖琢如制七节汤：桂枝节、苏枝节、桑枝节、松枝节、杉枝节、竹枝节、槐枝节，风无湿不恋，再加苡米、晚蚕砂，以枝对肢，节对节，通经活络，祛风胜湿，余每用之良效。痛痹的特点是痛在关节，甚则拘急，此阳气不行，阴凝不散，尤在泾云："表虚无热者，不可遽发其阳。《金匮》则有桂枝加附子汤，乃温经散寒除湿之法。"着痹的特点是身体重着不移，或为肿痛，或为麻木不仁，《金匮》云："风湿脉浮、身重、汗出恶风者，防己黄芪汤主之。"本方防己驱内外之湿，黄芪、白术、甘草使卫阳复振而驱湿下行。可供参考。

【原文】

凡痹之类，逢寒则蟲^①，逢热则纵。（《素问·痹论》）

【注释】

①逢寒则蟲：《太素·痹论》"蟲"作"急"，与林校引《甲乙经》合，下文是"逢热则纵"，纵与急对，可从。

【名家论述】

张景岳：　"逢寒则筋挛，故急，逢热则筋弛，故纵也。"

【凡按】

此冷缩热胀之理，冷缩宜温，热胀宜清，热必挟湿，清而兼利，是治痹的总概念。

（二）分　述

【原文】

寒痹之为病也，留而不去，时痛而皮不仁。……刺布衣者，以火焠之。刺大人者，以药熨之。（《灵枢·寿夭刚柔篇》）

【名家论述】

张景岳："寒痹久留不去，则血脉不行，或凝滞而为

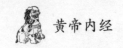
痛，或皮肤不知痛痒而为不仁。……布衣血气涩浊，故当以火粹之，即近世所用雷火针及艾蒜蒸灸之类。……大人血气清滑，故当于未刺之先，及既刺之后，但以药熨，则经通汗出而寒痹可除矣。"按："火粹"即近世之火针及烧灯火之法。药熨，《内经》以椒、姜、桂心渍白酒中，浸以棉絮，绞干烘热用之。而火针、药熨对寒痹有效，二法用有区别，体力劳动者耐受力强，脑力劳动者耐受力弱。仍宜内服温阳通痹之剂。

丁光迪："一般认为，麻木（按：不仁）属风，所谓风行皮肉之间则麻。东垣常说：'麻者气之虚也。真气弱，不能流通，填塞经络，四肢俱虚，故生麻木不仁。''不须治风，补其肺卫之气，则麻木自去。'"按：治宜黄芪桂枝五物汤主之，亦即"调以甘药"之旨。

【原文】

痹……其热者，阳气多，阴气少，病气胜，阳遭阴，故为痹热。（《素问·痹论》）

【名家论述】

张志聪："人之阳气多而阴气少，邪得人之阳盛，而病气胜矣。人之阳气胜，而遇天之阴邪，则邪随气化而为痹热矣。"

朱良春："疾病单纯者少，复杂者多，若系风寒湿邪郁而化热，所致之热痹，往往呈现热邪夹湿或寒热错杂等证候，其治疗必以清热药为主，辅以温通化湿散寒之品，若仅用清热药则难以吻合复杂的病情。同时从临床实践来看，热痹患者，因过进寒凉之品，结果导致邪热深伏，热邪未去，寒证已起，以致由急性转为慢性。并认为，热痹佐用热药（按：乌附、桂枝之属），在病变早期，有开闭达郁，促使热邪迅速挫解之效，在病变的中期，有燮理阴阳，防止寒凉伤胃之功，在病变的后期，有激发阳气，引邪外出的作用。对寒凉药的选用要十分慎重，应以甘寒为主，如寒水石、知母、细生地、银花藤、土茯苓、地龙等。慎用苦寒伤胃之品。"按：此论深合"唯变所适"及《内经》"杂合以治"之旨。

【凡按】

本节本痹之外，吴鞠通在《温病条辨》中，补出"湿聚热蒸，蕴于经络，寒热痿黄，病名湿热之痹"，其特点是骨骱烦疼，红肿焮热。主宣痹汤，以防己急走经络之湿，栀、翘清气分之热，杏仁、苡米、晚蚕砂、赤小豆清宣化浊，半夏、滑石排涎利窍，导湿热下行。诚遵《内经》"痹热"及《金匮》"经热则痹"之理。吴氏于风寒湿外，突出"热痹"，以补前人之未备。

【原文】

着痹不去，久寒不已，卒取其三里。（《灵枢·四时气篇》）

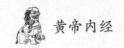

【名家论述】

张景岳："《痹论》曰：湿气胜者为着痹，谓其重着难动，故云不去，若寒湿相搏，久而不已，当猝取足阳明之三里穴，湿补胃气，则寒湿散而痹可愈也。"

杨上善："准《上经》，卒当为粹（按：火针、温针），刺痹法也。"

陈景和："着痹的舌诊与治法。诊断痹证要重视舌下脉络。舌下脉络是气血痰湿的敏感特征。人体任何部位有瘀积或痰湿中阻，脉道不利时，舌下脉络均可见相应的变化。着痹可见舌下脉络郁努，舌系带两侧白滑，是湿邪留滞，气血瘀积的表现，用温经祛湿药可以改善。苡米健脾祛湿，缓急止痛。（按：要重用）附子温阳通痹，相得益彰。治久痹宜重用虫类药、藤类药。病邪深入，筋脉拘挛，非虫类搜剔，舒筋通络之品不能奏功。藤类药常选用鸡血藤，以其有活血祛瘀的功能。镇痉止痛可选全蝎、蜈公。"（《痹证专辑》）

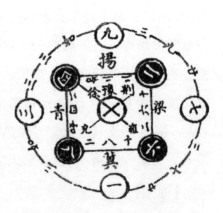

九宫图，选自元代张理《易象图说外篇》

【凡按】

此条旨在阐明着痹的舌诊与治法。湖南属亚热带湿润季风气候，受地形影响，西南部及西北部山区气温偏低，且春夏之交多暴雨，民病"风湿性关节炎"或"类风湿性关节炎"为常见，特别是"湿气胜者为着痹"。张志聪："湿流关节，故为留着之痹"，故特述之。

刘克醇治一例，男，28岁，因冒雨受寒，风寒湿客于分肉经络之间，遍身关节疼痛，脉浮濡而迟，舌苔薄滑，此《素问·痹论》所谓"风寒湿三气杂至合而为痹也……湿气胜者为着痹"。湿从下受，故下肢之步履艰难。治宜益气养血，祛湿通痹，以黄芪桂枝五物汤加当归、牛膝、虎骨、附片、防己、木瓜。初服五剂，肢温痛减，守服月余，康复如常。"(《奇效医案》)钟诗珍评曰："学力深厚，通仲景、河间心法于一方。"信然。

【原文】

荣气虚则不仁，卫气虚则不用，荣卫俱虚，则不仁且不用。(《素问·逆调论》)

【凡按】

不仁，指肌肤麻木不知痛痒。不用，指肢体不能举动。营行脉中，卫行脉外，营气虚失于濡养而为不仁，卫气虚失于温运而为不用。治当调和营卫，温补气血。如《金匮》黄芪桂枝五物汤治"血痹，阴阳俱微，寸口关上微，尺中小紧，外证身体不仁，如风痹状"者。阳虚体弱，不能针刺者，"调以甘药"，与"针引阳气"同一机

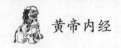

理也。

【原文】

病在筋，筋挛节痛，不可以行，名曰筋痹。（《素问·长刺节论》）

【名家论述】

张景岳："刺其痛处筋肉分理之间，刺筋者不可中骨，筋热则气至，故病已而止针。"

【凡按】

此属寒滞经脉，发为筋痹，治宜针灸温经散寒解挛，如用药则与芍药甘草附子汤。方中附子温经，芍药解挛，甘草缓急，共凑舒筋止痛之功。

【原文】

病在骨，骨重不可举，骨髓（节）痠痛，寒气至，名曰骨痹。（《素问·长刺节论》）

【名家论述】

马元台："骨重难举，骨髓痠疼，而寒冷气至，病成骨痹，当深刺之，然伤脉肉，以复其阳。"

米伯让："中医对大骨节病的防治。本病在临床上极为常见，病情轻者只在肢体，关节等处感到痠楚、疼痛，并当天气变化时加剧。严重者则关节肿大，反复发作，而致影响肢体关节的运动功能。甚至引起变形，出现行动活动障碍。《素问·痹论》所说：'骨痹不已，复感于邪，内舍于肾'；'骨痹者，善胀，尻以代肿，脊以代头'，与此证的晚期极为相似。西北地区为高发区，其发病特点，主要是儿童青少年发育期，地区性比较明显。根据'内舍于肾''肾主骨生髓'，选择同一地区 3～6 岁的儿童，未出现临床症状，检诊有病理改变和未发现病理改变者各200 例，自拟壮骨滋养粉（按：新鲜羊骨、骨髓、生鹿角、黑豆粉，核桃仁，补骨脂，海带粉）观察 3 年，总结了满意疗效。这一指导思想用于大骨节病的预防和治疗，有其深厚的理论、实践依据。"

【原文】

脾痹者，夜卧则惊，多饮数小便，上为引如怀①
（《素问·痹论》）

【注释】

①上为引如怀：《金生指迷方》：引怀下有妊字，按"为"字衍。此句当作"上引如怀妊"——谓腹前膨隆如怀妊状。

【名家论述】

张志聪："肝藏魂，卧则神魂不安，故发惊骇，肝气痹闭，则木郁化火，故在上则多饮，在下则便数，上引于中，而中如怀孕之状，谓腹胀大也。"

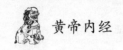

【凡按】

此属肝经郁热，小便数而量不多，故中满如怀，治宜平肝解郁利小便，与一贯煎去当归，合金铃芍甘汤。徐灵胎云："肝气下郁而小腹胀痛者宜逍遥散；肝气上郁而胁满便难者宜一贯煎。"数小便言次多而量少，肝主疏泄，"肝病则闭淋，溲溲难"是也。

【原文】

心痹者，脉不通，烦则心下鼓[1]，暴上气而喘，嗌干善噫[2]，厥气上则恐。（《素问·痹论》）

【注释】

①烦则心下鼓：《太素》："谓心虚则烦，而心下跳动也。"

②善噫：郭霭春："由于心痹，气机不畅，故时发叹声。"

【名家论述】

张琦："心主脉的贯肺，以行呼吸，心下跳动上气而喘，心乘肺也。"

【凡按】

心合脉，心痹则脉不通，心系上连于肺，心痹则肺气不行，心虚则烦，而心下动悸，暴发为喘也。气机不畅而发嗳噫之声，苦厥气上逆，则神怯而恐惧。类似现代医学左心衰竭时的肺循环充血。治宜活血通脉，宜二味参苏饮，人参 15 克、苏木 30 克，水煎服，治产后瘀血郁肺，面黑、发喘欲死者。人参、苏木有强心通瘀之力，余每合失笑散用之更收良效，其中五灵脂，《本草纲目》皱肺丸亦用之以平喘咳也。人参、五灵脂同用，今人实验相得其功益著。近人治此证认为本虚标实，面如重枣者首用葶苈大枣泻肺汤，据现代研究葶苈子含有强心甙，但体弱者仍宜续用参术黄芪以治其本。

【原文】

脾痹者，四肢懈惰，发咳呕汁，上为大塞^①。（《素问·痹论》）

【注释】

①上为大塞：即上焦阻塞不通之意。

【凡按】

脾主四肢，《难经·十六难》："脾病者，怠惰嗜卧，四肢不收"。脾本为胃行其津液，痹则不能散精，故呕汁，脾气不能转输，则肺不能通调，故上为大塞。脾病胃受之，故咳而呕吐清水也。治宜温中宣痹，与六君子健脾以助化，加苡仁、杏仁、白蔻仁宽胸以宣痹。

【原文】

肺痹者^①，烦满喘而^②呕。（《素问·痹论》）

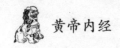

【注释】

①肺痹者：《圣济总录》卷十九引"肺痹者"下有"胸背痛甚上气"六字。

②而：《读素问抄》无"而"字，《太素》卷三、《阴阳杂说》杨注亦无"而"字，可从。

【名家论述】

高士宗："肺脉起于中焦，为心之盖，故肺痹者，烦满。肺主呼吸，脉循胃口，肺痹，故喘而呕。"

【凡按】

肺痹除烦满喘呕外，应具有"胸背痛"，以体现痹塞症状。叶天士云："肺痹，卧则喘急，痛引两胁"，宜苇茎汤之轻宣肃降，加苡工（重用）、杏仁、白蔻仁，苦辛淡渗以开痹。

【原文】

肾痹者，善胀，尻以代踵，脊以代头①。（《素问·痹论》）

【注释】

①尻以代踵，脊以代头：日医·森立之曰："尻以代踵者，谓腰骨痿躄，不能行步也，脊以代头者，谓曲脊偻伛，项骨低下，不能仰天也，此病轻者为胀，重者变成畸形。"

【凡按】

肾者胃之关，肾痹而脾胃失运，气滞水停，故善胀。肾主骨，骹其养，致脊柱四肢痿弱不用，不能站立行走而身蜷屈，尾骨着地，头俯，脊柱高耸，即所云："尻以代踵，脊以代头"。此属畸形，沉痼难治。

余曾治一例，女，16 岁。患脊柱摔伤已 2 年，治无进展。初诊，颈项强硬，头不能竖起，坐倚墙壁，步履困难，前俯后仰，失去平衡。此属"督脉为病，脊强而厥"，损伤奇经，非常法可治。因思姚止菴云："凡人之气，上至头，下至足，运行不息，则抓旋任意，俯仰自如。今邪着于肾，气闭不行。岂知肾为生气之源，肾气痹，遂令如是乎。"其治则是健脾胃以资化源，补肾督而营筋骨。宜异功散合当归补血汤、白芍、丹参。结合血肉有情之品治之。如猪脊髓、鹿筋、鹿角霜，狗脊、杜仲、骨碎补、砂仁、鸡金等。服上方加减 50 剂，上下楼能行走自如，前后俯仰的姿态已正。改用食疗：北黄芪 20 克、苡米 30 克、猪脊髓 1 条、猪蹄筋骨并蹄爪一对（去皮肉）、大红枣 20 枚、炖极烂分服。每隔五日服一次，结合功能锻炼，不到半年已恢复正常。原医院用局部疗法而肌肉萎缩，此用整体疗法，注意肾之气痹，月经按期而至，体重增加。

【原文】

肠痹者，数饮而出不得，中气喘争①，时发飧泄。

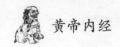

（《素问·痹论》）

【注释】

①中气喘争：《三因方》卷三，《叙论》引"争"作
"急"，宜从。

【名家论述】

张景岳："肠痹者，兼大小肠而言，肠间病痹，则下
焦之气不化，故虽数饮而水不得出。水不出则本末俱病，
故与中气喘争而为肠鸣，甚则清浊不分，故时发飧泄。"

【凡按】

肠痹，便秘者为多见，今数饮而小更不得出，此肠间
痹阻气闭，消化吸收不行，故中气胀满而喘急，"时发飧
泄"者代偿排泄也。朱丹溪云："肠痹宜开肺气以宣通，
以气通则湿热自走也。"宜用陈皮、半夏、藿香、杏仁、
苡仁、白豆蔻宣肺化浊以通痹阻之气。《金匮》云："阴
阳相得，其气乃行，大气一转，其气乃散"，整体治疗，
二便自然通利。

【原文】

胞痹①者，少腹膀胱，按之内痛，若沃以汤，涩于小
便，上为清涕。（《素问·痹论》）

【注释】

①胞痹：张景岳曰："胞，膀胱之脬也。"

【名家论述】

姚止庵："膀胱居少腹之内，故云少腹膀胱，内痛若沃以汤者，火也，火盛不可以按也（按：实属尿液潴留），膀胱为津液之器，热则癃，故小便涩。小便涩则火不得下行，反上烁其脑而为清涕，出于鼻窍矣。"

【凡按】

此属邪客膀胱，气化失职，郁而为热，治宜滋阴清热化气，与通关丸。"无阴则阳无以化"，此李东垣治王善夫小便不通利之方也。吴汉仙《医界之警铎》载：苏允若治蔡翔如小便不通，导尿管抽尿只能治标，诊其脉浮，认为病在肺不在膀胱，与杏仁、紫菀、桔梗、桑皮、升麻等，服后尿出如注。此条经文"上为清涕"，更应下病上取，所谓"上窍开，下窍泄"，"导水必自高源"也。

二十八、痿病类（附：类痿）

"必伏其所主，而先其所因。"《内经》治痿，指出"肺鸣"为肺热叶焦之因，"痿躄"为肺热叶焦之果，说明治病重在整体调节。故《内经》又提出："治痿者，独取阳明。"取阳明有二义：1. 阳明为脏腑之海，生化之源；2. 阳明主润宗筋，宗筋主束骨而利机关。滋化源则喘鸣止，肺不热而叶不焦，清肃之令下行，以恢复其灌溉之

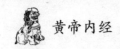
常。胃气强则脏腑受益，华佗云："胃气壮，则五脏六腑皆壮。"不仅脏腑之痿因气血充足而病除，即痿躄之痿，亦因宗筋约束得力而振作矣。伏主先因，治痿如此，治诸病皆然。

（一）概　述

【原文】

肺者，脏之长也，为心之盖也；有所失亡，所求不得，则发肺鸣，鸣则肺热叶焦，故曰：五脏因肺热叶焦，发为痿躄（《素问·痿论》）

【名家论述】

张景岳："脏志不伸，则气郁生火，故喘息有声，发为肺鸣。金脏病失其清肃之化，故热而叶焦……肺主气以行营卫，治阴阳，故五脏之痿，皆因于肺气热，则五脏之阴皆不足，此痿躄之生于肺也。"

高士宗："五脏因肺热叶焦而发为痿躄，是五藏皆受气于肺，而痿躄之证，不但由于肺热，且由五脏之热矣。"

【凡按】

邹滋九评叶天士《临证指南医案》云："肺热叶焦而成痿者，用甘寒清上热为主"，如玉竹、沙参、杏仁、百合、麦冬、花粉、桑叶、地骨皮，再加白芍、甘草二味名

"放杖汤"，重用丹参效更著。

【原文】

治痿者独取阳明，何也？岐伯曰：阳明者，五脏六腑之海，主润宗筋，宗筋主束骨而利机关也。冲脉者，经脉之海也，主渗灌谿谷，与阳明合于宗筋，阴阳緫[1]宗筋之会，会于气街，而阳明为之长，皆属于带脉，而络于督脉。故阳明虚则宗筋纵，带脉不引，足痿不用也。（《素问·痿论》）

东南 巽 阴洛宫 弱风 立夏 四	南 离 上天宫 大弱风 夏至 九	西南 坤 谋风 玄委宫 立秋 二
仓门宫 东 婴儿风 春分 三	中央 招摇宫 五	刚风 兑 仓果宫 西 秋分 七
天留宫 凶风 立春 东北 八 艮	叶蛰宫 坎 大刚风 冬至 北	六 乾 折风 新洛宫 立冬 西北

九宫八风图

【注释】

①緫：总，聚合的意思。

【名家论述】

张景岳："前阴者，足之三阴，阳明、少阳及冲、任、督、烂九脉所会也。九者之中，则阳明为五脏六腑之海，冲为经脉之海，此一阴一阳总乎其间，故曰阴阳总宗筋之会也。"

叶天士："治痿独取阳明，无非流通胃气，盖胃脉主

2141

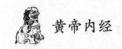

乎束筋骨利关窍也。宜用加味温胆肠。"按：叶案未列药，意即温胆汤加黄柏、苍术、牛膝，"病去七八，常服二妙丸可也。"

【凡按】

前条论病因首重肺热，认为"五脏因肺热叶焦，发为痿躄。"本条论治法又强调"治痿独取阳明"，对此当灵活看待。肺为脏腑之华盖，又主气而为水之上源，只有肺气之宣发与肃降正常，才能输精于皮毛，行气于脏腑，溉养四肢百骸。而胃与脾相表里，主运化水谷精微，为气血生化之源。且阳明为多气多血之经，主润宗筋而为十二经之长。宗筋主束骨而利机关，阳明亏虚，则筋骨不利。前者论肺，是以水谷精微之敷布而言，后者论阳明，是以水谷精微之生成言。二者之机制，正相互补充。临床上对痿病的治疗，在辨清何脏阴阳气血失调的基础上，既要考虑到阳明，亦要考虑到肺。"治痿独取阳明"，是强调了后天之本在痿病治疗中的重要作用。

【原文】

有渐①于湿，以水为事，若有所留，居处相湿②，肌肉濡渍，痹而不仁，发为肉痿。故下经③曰：肉痿者，得之湿地也。（《素问·痿论》）

【注释】

①渐：浸渍。

②居处相湿：张琦曰："四字有误。"《全生指迷方》卷二作"居处卑湿"，宜从。

③下经：王冰注："上古之经名也。"

【名家论述】

张景岳："以水为事，从事于卑湿之所也。相，并也。脾主肌肉而恶湿，显著于肉，则卫气不荣，故肌肉顽痹而为肉痿。"

张琦："肉痿似属痹证，谓之痿者，必兼病筋骨也。《素问·生气通天论》曰：'湿热不攘，大筋緛短，小筋弛长，緛短为拘，弛长为痿。'又曰：'秋伤于湿，发为痿厥。'《素问·阴阳应象大论》曰：'地之湿气，感则害人皮肉筋骨，盖脾既受湿，必流于关节，内热应之，则为痿躄，非止于肌肉不仁也'。"

【凡按】

一南下干部，每年于春夏之交，两胫以下湿肿发烂，浸淫不愈，行步痿软无力，其人肥白而气虚，给防己黄芪汤加粉葛、苡米、苍术、晚蚕砂 10 剂即愈。此补气行湿，以针对"邪之所凑，其气必虚"的内在环境也。

（二）分　述

【原文】

肝主身之筋膜，……肝气热，则胆泄口苦筋膜干，筋

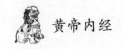

膜干则筋急而挛，发为筋痿。（《素问·痿论》）

【名家论述】

姚止庵："肝为脏，胆为腑，肝属木而能生火，火上炎则胆汁溢而口苦。肝主筋，故热则筋膜干，干则缩故挛急为筋痿。痿之为义，似属弛缓，筋急亦痿者，急则拘缩而不能伸，与弛无异，故亦能痿也。"

【凡按】

此属肝热伤阴，筋失所养。治宜清热养阴，与芍药甘草汤，白芍 30 克、甘草 6 克。芍药解挛，甘草缓急，古名"放杖汤"，针对"筋痿"艰于行动也。且芍甘化阴，又能治疗"胆泄口苦"，再加淡竹沥或淡竹茹、银花藤、夜交藤，清凉濡润以治"筋膜干"也。

【原文】

心主身之血脉，……心气热，则下脉厥而上，上则下脉虚，虚则生脉痿，枢折挈①，胫纵而不任地也。（《素问·痿论》）

【注释】

①枢折挈：枢，枢纽，这里指关节。挈，提挈的意思。王冰注："不相提挈"，疑"挈"字上脱"不"字。

【名家论述】

张景岳："脉痿者，凡四肢关节之外，如枢纽之折，而不能提挈，足胫纵缓，而不能任地也。"

【凡按】

此属心热脉痿，治宜清热通络，与大剂芍药甘草汤加条渗、丹参、牛膝、生地、木通、夜交藤、银花藤、桑枝。方中白芍、丹参宜重用，即《素问·至真要大论》"补下治下制以急，急则气味厚"，故药量宜重也。但亦有心经虚火而致者。余曾治一例患者，男，75岁，因用脑焦劳，忽然两足"胫纵而不任地"。心烦于上，足冷于下，两膝之筋，不相提挈，下蹲易而起立难，此即《素问·痿论》所云："心气热，则下脉厥而上，上则下脉虚，虚则生脉痿"之候也，治宜"从阴引阳"温其下则足自暖而上自清，用艾条灸关元、足三里、阳陵泉、绝骨、三阴交，每晚入睡前，每穴灸5分钟，但后四穴每晚只灸两穴，左右交叉取之。罗天益云："灸足三里'助胃气'，并'撤上热，引气下行'"。手法用"雀啄灸"令患者有灼热而无灼痛感，皮肤红而不起疱为度，本例连续灸3周，并用艾附煎汤洗足，收到上热除，下寒温，起立行走正常的疗效，此即《素问》"有、无、求、责"之义也。

【原文】

肾主一身之骨髓，……肾气热，则腰脊不举[①]，骨枯而髓减，发为骨痿。……故下经曰："骨痿者，生于大热也。(《素问·痿论》)

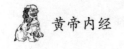

【注释】

①举：举是用也。

【名家论述】

张志聪："肾主藏精，肾气热则津液燥竭矣，腰者肾之府，是以腰脊不能伸举，肾生骨髓，在体为骨，肾气热而津液竭，则髓减骨枯而发为骨痿也。"

【凡按】

此属肾热髓涸，治宜滋阴清热，补益肝肾，与朱丹溪大补阴丸，方中黄柏坚肾阴，知母清肺热，二药合用则肺肾相滋；熟地滋阴补肾，龟板育阴潜阳，二药相伍则滋阴降火；再以血肉有情的猪脊髓既填补精髓，又制约知柏之苦燥，成治肾热骨痿之良方。如筋骨痿弱而属肝肾阴虚者，则宜丹溪虎潜丸，以狗骨易虎骨。

二十九、头痛病类

《内经》指出："头者精明之府"。十二经脉皆上聚于头。故内外因素皆能影响头痛。并指出："头痛耳鸣，九窍不利，皆肠胃之所生也"，为李东垣"脾胃虚则九窍不通"的理论根据。在病机上，《内经》注意一个"厥"字。厥，是气逆也。"气上不下，头痛巅疾。"而"头痛巅疾，下虚上实，过在足少阴、巨阳，甚则入肾。"由经及脏说明其标在上，其本在下，从"过"字分析，上实由于下虚，治宜从阴引阳，下不虚则上不实矣。又头为七窍的载体，病则相关，如"头痛耳鸣"，"头风害目"。为什么要注意远隔脏器之"肠胃"？其虚则资化其化源，实则调其升降，"以平为期"，皆肠胃之功能也。而脏腑头痛之治，亦不例外。

【原文】

头者精明之府。(《素问·脉要精微论》)

【名家论述】

张景岳："五脏六腑之精，皆上升于头，以成七窍之用，故头为精明之府。"

【原文】

气上不下，头痛巅疾。(《素问·方盛衰论》)

【名家论述】

张景岳："巅，顶巅也，上实下虚，故病如此。"

【原文】

厥成为巅疾。(《素问·脉要精微论》)。

【名家论述】

张景岳："厥，逆气也，气逆于上，则为疼痛，或为眩仆，而成为巅顶之疾也。"按：上列二条原文，结合起

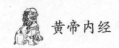

来分析，是《素问·调经论》："血之与气并走于上则为大厥，气复反则生，不复反则死"这一条的症状小发作的缩影，阳气亢逆或阴寒上犯，皆可致头痛巅疾。

【凡按】

名医夏度衡认为：常见以厥逆性头痛为多，或伴有面肌抽搐，痛止则如常人为其主要临床表现。此肝风上扰，当静以制动，治以生牡蛎或石决明为上品，二药平肝潜阳之力专，选用芍药、甘草，取其酸甘化阴之用，有缓急止痛之功。久病入络，择味苦性微寒的丹参以佐之，名四味芍药汤，亦常用于治疗三叉神经性头痛，用之屡效。诚经验之谈也。夏氏为已故名医郑守谦入室弟子，盖其学有渊源也。

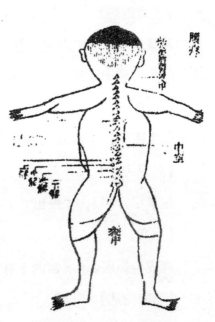

【原文】

头痛耳鸣，九窍不利，肠胃之所生也。（《素问·通评虚实论》）

【名家论述】

李东垣："胃者十二经之源，水谷之海也，平

清代张希纯《针灸便用》针灸方图中草药的腹疼取穴图

则万化（按：万物变化）安，病则万化危。五脏之气通九窍（按：上通上窍，下通二窍），五脏禀受气于六腑，六腑受气于胃，……胃气和平，营气上升，始生温热。"按：脾胃是内燃机也。脾胃既病，不能鼓舞胃气上行津液，浊阴不散，填塞九窍的源头，阻碍清阳之气上达，所谓"五脏不和则九窍不通"矣。

【凡按】

周凤梧治一患者，男，45岁，头昏痛如布裹，脉弦滑无力，舌苔白腻中厚。此乃痰浊阻滞，清阳不升，浊阴不降而上扰清窍，故头痛如裹而影响视听，用二陈汤加白术、天麻。白术健脾助化以治生痰之源，脾含肠管的消化功能，天麻升清以利头目，二陈和胃降浊则"大便滑而小便长"。半年痼疾，6剂收功。一方而九窍皆治，重在健脾和胃以治本也。

谭日强治1例，女，34岁，头痛多年，其证头额冷痛，时作晕眩，脘闷恶心，食欲不振，精神疲倦，舌苔薄白，脉象弦缓。曾用吴茱萸汤不效。证属脾失健运，清阳不升，痰湿上蒙，浊阴不降所致，即李东垣所谓"痰厥头痛"。宜健脾化痰，升清降浊，用李氏半夏天麻白术汤加减：半夏、天麻、白术、西党、黄芪、陈皮、竹茹，服10剂头痛呕吐渐平，继用六君子汤，加钩藤、磁石，眩晕遂止。此例又区别于吴茱萸汤证之用药也。

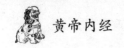

【原文】

头痛巅疾①，下虚上实，过②在足少阴、巨阳，甚则入肾。（《素问·五脏生成篇》）

【注释】

①巅疾：日医·森立之引《兰轩遗稿》云："巅疾即巅仆之疾，即癫也。"

②过：巫君玉云："功过之过，指病也。"

【名家论述】

张志聪："少阴巨阳，相为表里，阳气生于水脏水腑之中，而上出于巅顶。实者邪实，虚者正虚，是以头痛巅疾，乃邪气实于上，而使正气虚于下也。盖邪之中人，始于皮毛气分，留而不去，则转入於经，是以过在巨阳少阴之经，而甚则入肾。盖经络受邪，则内干脏腑矣。"

【凡按】

头痛或巅疾的发作，其病理机制，常是邪气实于上（过在太阳），正气虚于下（过在少阴）。过在太阳而头痛，则散其风寒暑湿之邪，癫疾则引出其肺胃之痰涎（如白金丸症之类）。但总的病根在下（过在少阴）。《难经·八难》曰："肾间动气为五脏六腑之本，十二经脉之根，呼吸之门，三焦之源……。"故肾病则易导致下虚上实，不仅表现为头痛、巅疾，如肾不纳气而喘咳，肾虚火浮而咽痛，肾虚气逆而哕呃等皆是也。

（二）分　述

【原文】

膀胱足太阳之脉，……是动则病冲头痛，目似脱，项似拔，脊痛，腰似折。（《灵枢·经脉篇》）

【凡按】

外邪侵犯足太阳经，表寒外束。阳气不能发泄，上冲而头痛，上盛太过则目胀如脱出，项强如扯拔。足太阳之脉夹脊而行，故脊背疼痛，腰痛如被折断。治宜解肌和营卫，与桂枝加葛根汤。邹润安《本经疏证》云："桂枝之止逆解肌，仅仅行血脉以和津液，其取脾阴滋肺气，使治节不失其常，而令疏通灌溉无缺者，其惟粉葛乎。"此方配合得当为治冲头痛之良剂。叶天士云："可兼刺风池、风府。"

【原文】

厥头痛，面若肿，起而烦心，取之足阳明、太阴。（《灵枢·厥病篇》）

【名家论述】

张景岳："厥是逆也，足阳明之脉上行于面，其悍气上冲头者，循眼系入络脑，足太阴支者注心中，故头痛而

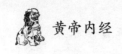

兼面肿烦心者，当取之足之阳明、太阴也。"

【凡按】

此属阳明热邪，上冲于头，治宜清热散头，与石膏散。但石膏散有六个古方，《卫生宝鉴》重用石膏为君，佐以川芎、白芷，治暴感于邪、头痛如劈，良效。头热面赤颞浅动脉搏动者，以生石膏研细茶调敷显效。

【原文】

胆足少阳之脉……是动则病口苦，善太息，心胁痛不能转侧，……头痛，颔痛。（《灵枢·经脉篇》）

【凡按】

本经因外邪侵犯所发生的病症：胆热则口苦，气郁则太息；循经则胸胁部作痛，不能转侧，两侧头痛，颔痛。治宜条达疏泄，与四逆散合金铃芍甘汤。口苦太息是肝胆气郁的表现，主方四逆散，柴胡舒肝之郁，枳实平肝之逆，芍药敛阴，甘草缓肝之急。复人金铃子以泻肝，延胡索以止痛，升降调，郁结散，则诸痛自止。治肝即以治胆，口苦自除。

【原文】

三阳独至①者，是三阳并至②，并至如风雨，上为巅疾，下为漏病③。（《素问·著至教论》）

【注释】

①独至："独"读"浊"，"浊"有"累"义，与下文"并至"相连贯。

②三阳并至：指手足太阳并至，手足太阳同病。

③漏病：《素问注释汇粹》云："漏，指二便失禁"。

【名家论述】

高士宗："诸阳之气，归于三阳，并至，如风雨之莫当，并于上则为巅疾，并于下则为下利。"

【凡按】

三阳并至的头痛，因火性急速，如风雨暴至，治宜解表清里，与葛根芩连汤。此《伤寒论》治太阳、阳明里热协表热，喘而下利之方。此条上为"头痛巅疾"，系肌表之热上干，"下为漏病"，乃暴注下迫，皆属于热的症候，葛根以解表，芩、连以清里，以治三阳并至之头痛、下利，有立杆见影之效。

【原文】

人有病头痛以数岁不已，此安得之？名为何病？岐伯曰：当有所犯大寒，内至骨髓，髓者以脑为主，脑逆故令头痛，齿亦痛，病名曰厥逆。(《素问·奇病论》)

【名家论述】

张志聪："所犯大寒之气，而内至骨髓也。诸髓皆属

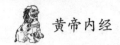

于脑，故以脑为主，寒邪上逆则入于脑，是以头痛数岁不已。齿乃骨之余，故齿亦痛也。此下受之寒，上逆行巅顶，故名曰厥逆。"

【凡按】

此种头痛，寒冷季节更甚，属肾脑虚寒，治宜温阳壮脑，有食疗方：黑羊头一个，黑雌鸡一只，去净毛杂，入附片15克、淮山30克、党参15克、天麻15克、大枣10枚、生姜30克炖汤吃（分数次吃完）。此证多见于农村妇女，因屡次妊娠损伤元气，导致肾脑亏虚，经常形寒肢冷，其痛以热敷则舒为特征，治之用"形不足者温之以气，精不足者补之以味"之法，余用之屡验。

名医郑艺文治一患者，男，52岁，后脑偏头痛，阵发频繁，终日以手捧头，西医诊断为神经官能证，疗效不显。询其病因，谓多年前曾患化脓性中耳炎，并伴有高血压。察其身体魁梧，脉象弦涩，舌质深红，二便正常，亦无阴虚阳亢征象，病史、脉证合参，应属瘀阻头痛，治宜活血化瘀，拟通窍活血汤加乳香、血竭，3剂痛减，连服14剂，迄今数年未复发。血管性头痛多见于妇女，麝香每剂0.05克（目前均用人工合成者）。此品不宜煎，须临时兑服以增强活血化瘀的疗效。

【原文】

肝病者，两胁下痛引少腹，令人善怒。……气逆，则

头痛。(《素问·藏气法时论》)

【凡按】

肝气上逆，证各不同，如肝寒气逆，头痛呕逆，当降逆暖肝，宜吴茱萸汤。吾湘夏度衡教授，治一妇头痛反复发作已9年，冬天尤其，发则呕吐清涎，痛于巅顶，他医用常法不愈，夏老遵《伤寒论·厥阴篇》"干呕，吐涎沫头痛者，吴茱萸汤主之"，7剂而愈，未复发。如肝气上逆，引动肝阳上亢者，多见头痛、头晕、心烦、口苦、失眠，宜平肝潜阳，与三甲复脉汤。但总的发病机理是肝气郁结，其人"善怒者"，则情绪激动，"肝气逆则头痛"，挟寒则吐涎，如动引肝阳，则心烦失眠。上证为多见，上述二方亦为常用。据临床经验，肝阳头痛更多于肝寒犯胃也。

【原文】

厥头痛，项先痛，腰脊为应，先取天柱，后取足太阳。(《灵枢·厥病篇》)

【名家论述】

杨上善："足太阳脉起目内眦，上额交巅入络脑，还出下项夹脊抵腰中，入循膂络肾属膀胱，故足太阳之气上逆，头痛，项先痛，腰脊相应。先取足太阳上天柱之穴，后取足太阳下俞穴，疗主病者。"

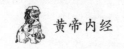

【凡按】

《难经·六十难》云："手三阳之脉，受风寒伏留而不去者，则名厥头痛，入连在脑者名真头痛。"脑为元神之府，在经可治，针法取效，入脑难医，即《金匮》"脉脱入脏即死"之义。可以参看。

【原文】

真头痛，头痛甚，脑尽痛，手足寒至节，死不治。（《灵枢·厥病篇》）

【名家论述】

张志聪云："若真头痛者，非六气之厥逆，乃客邪犯脑，故头痛甚脑尽痛，头为诸阳之首，脑为精髓之海。手足清至节，此真气为邪所伤，故死不治。"

【凡按】

此属邪中髓海，真元衰败，治宜回阳救逆，与参附汤或椒附散，此肾气上攻入于泥丸宫（含百会穴），用附子温肾阳以治本，花椒引气下行以治标，阳回脉渐出者生，脉不出者死。

三十、眩晕病类

《内经》指出："下虚则厥，上虚则弦。"这是内因致眩的主要病因病机。有两种表现：一是本虚标实，出现充血性头晕，常见于高血压面红耳赤的病人。二是清阳不升，出现缺血性头晕，常见于心慌气短，颜面苍白的病人。另有一种"徇蒙招尤"，即头晕眼花，摇摇欲坠，是肝阳盛于下，肝风动于上，成为"下实上虚，过在足少阳、厥阴"的病变，此"诸风掉眩皆属于肝"的常见多发证候也。清·叶天士认为"内风皆阳气所化"，在治法上，滋肾水，养肝阴、平肝阳，熄内风，尽之矣。至于"上气不足，脑为之不满，头为之苦倾，目为之眩，"甚至"脉浮而散者为眴（眩）仆。"此衰老疾病之晚期，则大树将倾，本实先拨也。

（一）概　述

【原文】

下虚则厥，上虚则眩。（《灵枢·卫气篇》）

【名家论述】

张景岳："在下为本，本虚则厥，元气下衰也，在上为标，上虚则眩，清阳不升也。"

颜德馨："眩晕一证，由于清阳不升，血不上承，故耳为之苦鸣，目为之眩。宜用升阳益气法治之。"《药鉴》谓升麻"阳气下陷者，可升提之，若元气不足者，升之则下益虚，元气更不足矣，故必须配黄芪以补益元气，则升

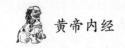

阳而不伤气，益气而不壅滞，用于上虚则眩，清窍失聪者，最为合拍"。(《临床用药经验和特色》)

(二) 分 述

【原文】

徇蒙招尤①，目冥耳聋，下实上虚，过在足少阳、厥阴，甚则入肝。(《素问·五脏生成篇》)

【注释】

①徇蒙招尤：如眩冒掉摇，指头晕眼花的症状。

【名家论述】

日医·森立之："徇蒙，头眩也，招尤（摇），身战摇也。虽为耳聋目瞑之证，乃上虚下实，肝经气虚于上，肝脏气实于下也。"

【凡按】

经文"下实上虚"是言其经络的传变，所以指出"过在足少阳，厥阴"。虚则能受，受之则上盛而"徇蒙招尤"；实则能传，传之则下虚而"目冥耳聋"。必伏其所主，而先其所因，根据"甚则入肝"的道理，以肝主疏泄，寓升降之机，能调整上下，前人多以羚羊钩藤汤或三甲复脉汤，上病下取，平肝熄风或养阴潜阳，以期达到阴阳平衡。

【原文】

髓海不足，则脑转耳鸣，胫痠眩冒，目无所见，懈怠安卧。（《灵枢·海论》）

【名家论述】

姚止庵："髓海不足则精液竭，精液者所以濡空窍者也，是以耳为之鸣，目无所见，液脱者骨属屈伸不利，故胫痠而懈怠矣。"

【凡按】

此肾虚眩晕症，治宜补肾填精，与左归丸。本方以六味地黄丸去丹皮、泽泻、茯苓，加枸杞子、菟丝子、鹿胶、龟板。治虚损伤阴或遗淋不禁，出现"头晕、耳鸣、目眩，其则腰痠腿软，精髓内亏"，引起肾脑同病。此方针对性强，颇与经旨相合。

【原文】

邪之所在，皆为不足，故上气不足，脑为之不满，耳为之苦鸣①，头为之苦倾②，目为之眩。（《灵枢·口问篇》）

【注释】

①苦鸣：《太素》、《甲乙经》并作善鸣，善犹多也，常也。

②苦倾：《太素》、《甲乙经》。"苦"字均删，与下文

2159

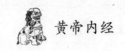
"目为之眩"一律，（《内经灵枢校注》）可从。

【凡按】

上气，指心肺之气，因心肺居于五脏之上，此属气虚眩晕证，其特点是胸闷气短不足以息，寸口脉弱，治宜双补气血，与参附养营汤。宜重用黄芪，寓有黄芪建中之意，使气充血盈而渊源不绝。特别是小儿因慢脾风而天柱骨倒（头部沉重不支而倾斜），杨潜邨经验此症最宜此方。

【原文】

浮而散者为眴仆。（《素问·脉要精微论》）

【名家论述】

王冰："脉浮为虚，散为不足，气虚而血不足，故为头眩而仆倒也。"

王贤才："头晕，要特别注意心律和血压，因为直立性低血压和心律紊乱，即可导致晕厥。小脑或末梢神经功能失常，可致共济失调。体循环动脉压增高，是临床医学上最常见的问题之一。"按：高血压第 1 期常有头痛、头晕、耳鸣、眼花、心悸、失眠等症状，进一步可出现面红脑络搏动，上重下轻，如履棉絮等症征，所谓"平衡失调"。

盛国荣："治此用地龙功能清热平肝，通络利水，夏枯球清肝散结，能疏通结气，现代研究经动物实验证实该二药，对高血压（按：含肾性高血压）在缓慢持续的降压作用，尤其夏枯草含有丰富的钾盐，降压而不失钾。常用于肝阳妄动，络道受阻之高血压。赤小豆、玉米须（按：二味重用），健胃利水。二者合用对肾性高血压效果尤佳。"

【凡按】

此气血两虚，治宜益气养血，与人参养营汤合三五七散。此方不是《世医得效方》的三五七散，因为该方有干姜、细辛，与"脉浮而散"不相宜，应用《千金要方》的三五七散，药只三味，用附子三钱以壮元阳，山茱萸五钱、淮山药七钱酸甘温以固护之，此"炉中覆灰则火不灭"之法也，气血两虚，肾脑不足而眩仆者宜之。

【原文】

邪中于项[1]，因逢其身之虚，其入深，则随眼系入于脑，入于脑则脑转，脑转则引目系急，目系急则目眩以转矣。……精散则视歧，视歧见两物。（《灵枢·大惑论》）

【注释】

[1]项：《甲乙经》卷十二第四作"头目"。

【凡按】

若邪气侵入头目，乘人体虚弱，它就能够随目系深入脑部，邪入于脑，便发生头昏脑转，从而引起目系紧急，

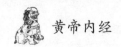

出现两目眩晕的症状。由于睛斜不正，精神分散，眼睛所看到的东西，影像不相统一，而出现视歧，把一物看成两物。本属肝肾阴虚，因外邪诱发肝风内动，故头旋目眩而视歧，多见于脑部肿瘤病人，此非发散之药可解，治以潜阳熄风为主，与三甲复脉汤加减。余治患者，患脑部蝶鞍瘤，头痛、呕吐，视物为两，先予降胃平肝药止其呕吐，继以三甲复脉汤平肝潜阳，坚持久服，至头痛止而复视除，今犹健在。

三十一、肩背痛病类

《内经》云："背为胸之府，背曲肩随，府将坏矣。"此属黄耇衰老，脊柱萎缩的自然表现。古人以之测寿限，故经言及之。肩背痛多见于上焦阳虚，心肺之气不足的患者。如以前区痛，则反射到左侧肩背，故《内经》有"脉泣则血虚，血虚则痛"。又"肺病者，喘咳逆气，肩背痛"。皆宜温阳宣痹之法。至于"邪在肾，则病骨节阴痹……肩背颈项痛。"宋·许叔微主椒附散，以附子温经通阳，川椒引气下达也。《内经》又云："气虚则肩背痛寒"此乃常见而多发的"冻结肩"，宜艾灸局部，结合温熨，服温阳通痹之药则愈。

（一） 概　述

【原文】

背者胸中之府①，背曲肩随，府将坏矣。（素问·脉要精微论》）

【注释】

①背者胸中之府：《太素》卷十六《杂诊》及《云笈七笺》引胸下并无"中"字。

【名家论述】

马元台："胸在前，背在后，而背悬五脏，实为心中之府。"按：胸中，此指五脏。肩随，肩垂不能举。随通垂。五脏之气不能营濡肩背，而见诸症。

【原文】

寒气客于背俞之脉则脉泣，脉泣则血虚，血虚则痛，其俞注于心①，故相引而痛，按之则热气

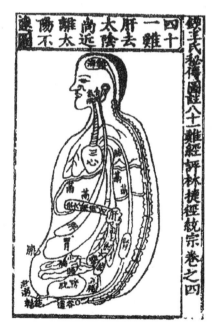

明代王文洁《图注八十一难经评林捷径》中的侧人脏腑图

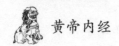

至，热气至则痛止矣。（《素问·举痛论》）

【注释】

①其俞注于心：《史载之方》卷上引"其"作"背"是，"注"作"主"，袁刻《太素》"注"作"主"，与史载之合。

【名家论述】

张志聪："背俞之脉者，足太阳之脉也，太阳之脉循于背，而五脏六腑之俞皆在足太阳之经，故曰背俞之脉。脏腑之血气皆注于俞，故寒客之则脉涩而血虚，血虚则痛矣。夫心主血脉，五脏六腑之俞注于心，故相引心而痛，心为阳中之太阳，盖与太阳之气标本相合，是以按之则热气至，而痛止矣。"

【凡按】

"按之"，指按摩疗法，寒凝而痛，则按而摩之，热气至而寒凝释，通则不痛矣。此法在缺医少药的农村，常用于小儿寒痛或蛔虫腹痛，良验。

（二）分 述

【原文】

肺病者，喘咳逆气，肩背痛①。（《素问·脏气法时论》）

【注释】

①肩背痛：新校正云："《千金方》作肩息背痛。"

【名家论述】

张景岳："此肺经之实邪也，肺藏气，主喘息，在变动为咳，故病为喘咳逆气，背为胸中之府，肩接近之，故肩部亦痛。"

尤在泾："气实而出入粗，故息摇肩，咳者气逆而肺失降，则息引胸中上气。"按："此据《金匮》解释"肩息"的临证意义，与《新校正》合。此属风寒外干，肺气上逆，治宜解表宣肺降逆，与桂枝加厚朴杏仁汤，喘咳平则背痛自止也。

巫君玉："若无表证，面如重枣，脉实者宜泻肺"。按：可与葶苈大枣泻肺汤。

【原文】

气虚则肩背痛寒，少气不足以息，溺色变。（《灵枢·经脉篇》）

【名家论述】

张景岳："肩背者，上焦之阳分也，气虚则阳病，故为痛为寒，而少气不足以报息。"

【凡按】

此属阳气不足，营卫流行滞涩，甚至出现"溺色变"，

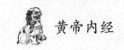

即小便数而欠，为上虚不能制下的表现。治宜益气升阳，与黄芪桂枝五物汤加淮山药、益智。辨证要点在"少气不足以息"，此方黄芪之用是关键。

但原文云："气虚则肩背痛寒"，这是后世所称"冻结肩"（肩周炎）的发病机理。冻结肩俗名"五十肩"，多见于五十岁左右的中老年人，其特点是双手（或单手）能提不能举，梳头、后反受限，夜间冷痛明显，即《经》所谓"痛痹"是也。余用黄芪桂枝五物汤加片姜黄、桑枝，治此证良效，即《素问·至真要大论》："疏其血气，令其条达"是也。此外温阳通痹的艾灸法，每晚睡前灸肩髃穴及肩周的阿是穴，坚持治疗，每收根治之效。

【原文】

邪在肾，则病骨痛阴痹。……肩背颈项痛[①]。（《灵枢·五邪篇》）

【注释】

①肩背颈项痛：《脉经》、《甲乙经》、《千经》卷十九第一"项"下并有"强"字。

【名家论述】

张景岳："肾属少阴，按经脉篇以腰脊肩背项痛为足太阳病，以二经为表里。"

张志聪："肩背头项病，脏病而及于府也。"

【凡按】

肾病而肩背头项痛，多见于肾阳不足，肾中之寒气上逆所致。许学士云："一亲患项筋痛，连及肩背不可转，服诸药不效，予忆《千金方》有肾气上攻背项强一证，予处椒附散与之，两服顿瘥。盖肾气自腰夹脊上至风府穴，非精于搬运者不能透，今逆行至此不得通，有椒以引归经则安矣。"可资借鉴。

三十二、胸心痛病类

《内经》："五脏（按：当理解为胸腹）卒痛，何气使然？曰：经脉流行不止，环周不休，寒气入于经而稽迟……客于脉外则血少（按：指血管收缩），客于脉中，则气不通（按：指血凝气滞），故卒然而痛。"脉者血之府也，涩则心痛。"此《内经》揭出心痛的病因病机。近人颜德馨认为此属"阳虚阴凝，阳虚为本，阴凝为标"，与冠心病心绞痛的临床表现相符。而《内经》在证候上指出："心病者，胸中痛，胁下痛，膺背肩胛痛，两臂内痛；虚则胸腹大，胁下与腰背相引而痛。"按：更与心绞痛的症征甚合。特别是提出"虚则胸腹大"，乃循环性腹胀的一种表现。甚至上则呃逆，下则便秘，涉及胃肠病变，因为胃脉上行，布于左胸乳之下方。赵锡武认为"心与胃的

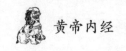
关系十分密切。"

《内经》又云："肾病者，虚则胸中痛"，"邪气客于足少阴之络，令人卒心痛"。明·王肯堂从整体观着眼提出了补肾纳气的治法。至于"真心痛，……旦发夕死，夕发旦死"，则在司命者临机制变。

（一）概　述

【原文】

仲夏善病胸胁。（《素问·金匮真言论》）

【名家论述】

王冰："仲夏善病胸胁者，心之脉循胸胁故也。"

【凡按】

仲夏包括整个夏天，《内经》云："仲夏善病胸胁只提病发部位，没有指明症状。《难经·十六难》曰："假令得心（按：洪脉），其外证：面赤、口干、喜笑；其内证：脐上有动气，按之牢若痛（按：易误诊为胃痛）；其病：烦心、心痛、掌中热而哕。"此哕逆似常与心脏病者并见的哕逆。此补充了《内经》经旨。

【原文】

心病者，胸中痛，胁支满①，胁下痛，膺②背肩甲间痛，两臂内痛；虚则胸腹大，胁下与腰③相引而痛，取其

经，少阴太阳。(《素问·藏气法时论》)

【注释】

①支满：撑支不舒之意。

②膺：胸也，见《广雅·释亲》)。

③腰：《脉经》卷六第三"腰"下有"背"字，宜从。

【名家论述】

张景岳："此心经实邪也，手少阴心痛从心系上肺，下出腋下；手厥阴包络之脉，其支者循胸出胁，故为此诸证，治宜通阳泻浊。"

【凡按】

此条描写心脏病发痛的过程至详至悉。首先是胸胁隐隐胀痛，放散到膺背肩部，进一步到两臂内侧胀痛，以近心的左侧为多见。原文两节分出虚实二型，实证《金匮要略》

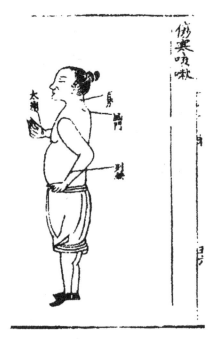

明万历刊本《杨敬斋针灸全书》针灸方图中的伤寒咳嗽取穴图

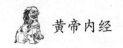

名为"胸痹"，"胸中瘀气，气结在胸，胸满，胁下逆抢心，枳实薤白桂枝汤主之"。即景岳"通阳泻浊"是也。"虚则胸腹大，胁下与腰背相引而痛"，尤在泾云：宜用《金匮》人参汤（即理中汤），"速复其不振之阳"，处此方辨证的关键是虚证。近代学者阎德润认为是"循环性腹胀"，此种腹胀若单治肠胃，只能是事倍功半，宜重用黄芪建中汤合附子理中汤，温中益气通脉则愈，临床上有重要的指导价值。《证治准绳》："心与胃各一脏，其病形不同，因胃脘痛处在心下，故有当心而痛之名，岂胃脘痛即心痛也哉！"故心痛与胃痛必须严格区别，但在治疗上可以综合处理。

赵惕武认为，心与胃的关系十分密切的，在治疗冠心病中提出心胃同治，就是说必须认识到胃在冠心病的治疗中有不可忽视的位置。《金匮要略》指出："寸口脉微而数，微则无气，无气则营虚，营虚则血不足，血不足则胸中冷。"说明心阳虚能使胃阳虚、胃虚冷。而胃中虚冷，又可以使阳微无气、胸中冷、脉不通。如此恶性循环，使病情加剧，并指出胃的大络，是由胃腑直接分出的一条大络脉，其循环路线是：由胃上行，贯通横膈，连络肺脏后，向外布于左胸乳部的下方（即心尖搏动的部位），故可知其关系之密切。余治一患者，男，65岁，患冠心病、心绞痛、心动过速而出现室性早搏，呃逆连声，腹胀而便闭不通。专家组会诊，建议停西药专用中药。余据脉微舌淡，主桂附理中重加黄芪、远志、枣仁，一剂大便通而呃逆止；再剂腹胀消脉律整而绞痛除；三剂而愈起床宴客。即以此方制丸服以巩固疗效。此心胃同治，与赵氏不谋而合。

【原文】

帝曰：五脏卒痛①，何气使然，岐伯对曰：经脉流行不止，环周不休，寒气入经而稽迟②，泣而不行，客于脉外则血少，客于脉中则气不通，故卒然而痛。（《素问·举痛论》）

【注释】

①五脏卒痛：森立之曰："五脏卒痛者，谓心腹卒痛也。"

②稽迟：〔说文〕云："稽、留止也""迟、徐行也。"

【名家论述】

张志聪："经气流转，如环无端，寒气客之，则凝泣而不行矣。客于脉外，则脉缩踡而血少，客于脉中，则脉满而气不通。故卒然而痛也。"

【凡按】

本条举卒痛的病因病机，乃寒气侵入人体，影响脉管血液运行，致血脉瘀阻而发痛，此外因致病之例也。而

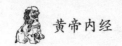

《金匮要略·胸痹心痛病篇》云："阳微阴弦，即胸痹而痛，所以然者，责其（按：脉）极虚也。今阳虚知在上焦，所以胸痹心痛者，以其阴弦故也。"明确指出："阳微阴弦"为胸痹心痛之主要病因病机。谭日强云："阳微，指寸口脉微，主阳虚；阴弦，指尺中脉弦，主阴盛，上焦阳虚而阴邪乘之，以致气机痞寒，闭而不通，所以发生胸痹、心痛。"此为先有内虚，后为外邪所客，所谓"邪之所凑，其气必虚"是也。根据"阳微阴弦"的特征，宜《金匮》黄芪桂枝五物汤加附片。亦适应于上述外寒致病之例，以其内虚为本，外寒为标。方中桂枝、甘草振心阳，黄芪畅通冠脉流量，有益气强心作用，姜枣调和营卫，附片温阳祛寒、通痹止痛。近人研究强心用附片3克，止痛用附片5～10克。

（二）分　述

【原文】

所谓胸痛少气者，水气在脏腑也，水者阴气也，阴气在中，故胸痛少气也。（《素问·脉解篇》）

【名家论述】

张景岳："邪水之阴，非真阴也，阴邪在中，故为胸痛，阴盛则阳衰，故为少气，少气则气短而喘矣。"按：此水气凌心，阻遏心阳，治宜温阳利水，与苓桂术甘汤。

本方桂枝、甘草以振心阳，白术、茯苓健脾化湿，宁心利尿以排除水气也。

颜德馨："晚近治疗冠心病，多宗气滞血瘀，或痰浊交阻之说，或理气、逐瘀、祛痰、通痹，虽取效于一时，但每易反复。在长期实践中体会到冠心病、心绞痛、心肌梗塞等引起的胸痛，其实质多为阳虚阴凝。阳虚为本，阴凝为标，立法用药当以温阳为主，解凝为辅，故而每以附子汤加减治疗冠心病，不仅止痛效果明显，且疗效巩固持久，其临床应用指征为：1. 胸痛剧烈，汗时自出；2. 畏寒肢冷；3. 舌淡质紫，脉沉弱。胸闷加丹参；心绞痛加参三七；心肌梗塞加水蛭。仍以活血化瘀为佐也。"按：《金匮要略·胸痹心痛短气病脉证》："胸痹缓急者，薏苡附子散主之"，尤在泾曰："附子通阳痹"，此用附子汤温阳以解凝非无师之智也。

【原文】

肾病者，虚则胸中痛。（《素问·藏气法时论》）

【名家论述】

王肯堂："肾虚羸怯之人，胸胁之间每每有隐隐微痛，此肾虚不能纳气，气虚不能生血之故，气与血犹水也，盛则流畅，少则壅滞，故气血不虚则不滞，既虚则鲜有不滞者，所以作痛，宜用补骨脂之类补肾，芎、归之类和血，若作寻常胸胁痛治，则殆矣。"

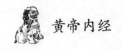

【凡按】

胸中闷痛，用温通心阳药而效不显者，加用杜仲、补骨脂、枸杞、菟丝子补肾纳气而痛止，可见心阳的振作在于肾气之充实也。近人研究：动脉粥样硬化从肾论治。并从临床和实验研究结果显示，补肾软坚方药的应用，使患者肾气充盛，使老年患者已降低的性腺激素水平恢复到接近正常，血脂水平也趋于正常，高密度脂蛋白增高，血液流变学明显改善等。这是中西结合心血管病专家阮士怡的新验证。此与《内经》"肾病者，虚则胸中痛"，并非偶然的巧合。

【原文】

邪客于足少阴之络，令人卒心痛，暴胀，胸胁支满。（《素问·缪刺篇》）

【名家论述】

杨上善："足少阴直脉，从肾上入肺中，支者，从肝出络心，注胸中，故卒心痛也，从肾而上，故暴胀也。注于胸中，胸胁支满也，以足少阴大钟之络傍经而上，故少阴脉循处，络为病也。"

郭士魁："有人对我说，治卒心痛，你开的苏合香丸一天量的用费，等于服一个月的硝酸甘油片，我于是又开始了'变贵为贱'的实践。首先对苏合香丸的每一味进行分析研究，最后决定去掉贵重的犀角和久服有毒的朱砂，加大荜拨的用量，制成了'心痛丸'，而临床效果与苏合香丸同。"

【凡按】

此属寒邪上犯，心阳阻遏，治宜通阳痹，如无苏合丸，与桂枝生姜枳实汤。尤在泾云：此方"辛以散逆，苦以泄满，温以祛寒"。其病起于卒，邪入未深，兵家所谓"乘其未集而击之"是也。若胸闷气短而腹满者，为循环性腹胀，宜桂枝人参汤。

【原文】

胃病者，腹䐜胀①，胃脘当心而痛，上支②两胁，膈咽不能，食饮不下，取之三里也。（《灵枢·邪气脏腑病形篇》）

【注释】

①䐜胀："饱满膨胀"（《内经灵枢校注》）。

②支：《玉篇》"充"也，即向上充满之意。

【名家论述】

张志聪："胃脘在鸠尾内，正当心外，（按：一针灸医刺鸠尾穴，疏忽了上举双手以抬高膈肌、致刺中横位的心脏，患者立死，可证经言不误）。故胃痛则腹䐜胀，胃脘当心而痛。胃病则气逆不能转输，是以上支两胁，咽膈不

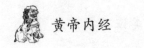

通，饮食不下。"

【凡按】

此属中焦阻滞，胃气上逆，治宜和胃健脾，行气导滞，与香砂六君子汤，加鸡内金健脾助化以治本。如常发刺痛，痛有定处不移，属瘀阻，宜失笑散加延胡、白芍、炙草，和血止痛以治标。李时珍在《本草纲目》中，盛赞五灵脂和血止痛之功。近人研究本品能缓解平滑肌痉挛，所以止痛甚效。相传人参五灵脂相畏，其实不然，徐灵胎治产后血臌，人参与五灵脂同用，瘀下而腹平。吴鞠通"化癥回生丹"人参灵脂同用，并非无师之智。本条"胃脘当心而痛"，饮食不下属胃病无疑，针取阳明之足三里，引气下行，可立愈。若心痛取此穴无效，宜取内关穴，强心通脉，针刺宜用补法，针尖向上；镇静止痛用泻法，针尖向下，亦鉴别诊断之一助也。

【原文】

厥心痛①，与背相控，善瘛②，如从后触其心，伛偻者，肾心痛也。（《灵枢·厥病篇》）

【注释】

①厥心痛：《难经·六十难·论厥痛与真痛》云："其五脏气相干，名厥心痛。"徐灵胎云："相干，谓脏有偏胜，邪乘于心也。"

②善瘛:"善瘛"与上下文不属,《太素》无此二字。此为"肾心痛",如以《素问·宣明五气篇》并于肾为恐之义核之,则"善恐"似较"善瘛"为合。

【名家论述】

张景岳:"控,引也,善瘛,拘急如风也。伛偻,背曲不伸也。足少阴之经,由股内后廉,贯脊络肾,其直者,从肾上贯肝膈入肺中,凡疼痛如从脊后触其心而伛偻者,以肾邪干于心,是为肾心痛也。"又云"肾心痛者,多由阴邪上冲"。

巫君玉:"'善瘛'连后文'如从其后触其心'观之,当为形容抽痛阵作之状"。

【凡按】

肾虚则寒动于中,阴寒上冲,故发心痛,治宜温阳以制逆,与真武汤加肉桂。"伛偻"是肾心痛之特征,瘛痛是阵发的症状。由阴寒之气上下交争而然,方中附子壮肾阳,肉桂壮心阳,心肾温通,藉白术壮脾阳而达药力也。

【原文】

夫脉者,血之府也,……涩则心痛。(《素问·脉要精微论》)

【名家论述】

张景岳:"涩为血少气滞,故为心痛。"

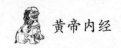

朱良春：“水蛭是一味活血化瘀药，治心绞痛，心肌梗塞等瘀血症状明显，以及门静脉高压切脾手术后，血小板增多证，屡获良效。近年来用治高血粘，高血脂，获效较速。水蛭新鲜唾液中含有水蛭素，能阻止凝血酶作用于纤维蛋白元，阻止血液凝固。”按：张锡纯云：水蛭油煎无效，生用为佳，必须引起注意。

【凡按】

《素问·平人气象论》云：“脉涩曰痹”，痹则闭塞而痛，与此互发。近人研究，涩脉是一种血液粘滞性较大，血流速度缓慢，脉搏起伏徐缓（艰涩）的脉象形态”。“涩则心痛”，必有内寒凝泣，血少气滞寒凝是其发病因素，治宜温阳通脉，活血化瘀，宜黄芪建中汤去芍药加当归、水蛭、灵脂、炒蒲黄、延胡索。此证多见于冠心病心绞痛。方中的黄芪畅通冠脉流量，水蛭与肉桂合用名蛭桂散，桂能温通心阳，蛭能稀释凝血，故效捷。

【原文】

二阴一阳发病，善胀、心满、善气（《素问·阴阳别论》）

【名家论述】

张志聪：“善气者，太息也，心系急，则气道约，故太息以伸出之。”

【凡按】

满，同懑，心闷不舒，故时时想太息而得到舒伸，不到憋闷，心肾之气不能相交，可以见此，故曰二阴。任应秋认为注经必须结合临床实际来考察。此条张注胸闷气短，少气不足以息，为冠心病常见症。余亦以为然，每用北黄芪 15 克、炒枣仁 15 克泡水代茶服，用之良效。以黄芪益气通脉，枣仁养心安神故也。

【原文】

真心痛，手足清①至节，心痛甚，旦发夕死，夕发旦死（《灵枢·厥病篇》）

【注释】

①手足清：清，与青通用；'手足清'，即手足冷，青即手足青紫，常二者相兼。《难经·六十难》："其痛甚，但在心，手足青者，即名真心痛。"

【名家论述】

凌耀星："真头痛与

明代张景岳《类经图翼》中的仰人全图

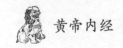

真心痛虽均预后不良，但两者是有明显区别的。在病情上，'手足青至节'较'手足寒至节'更为严重。盖青者必兼寒，而寒者不必青，证诸临床，由于心主血脉，血脉凝滞而致心痛，则血络及其手足四末，可呈青色。"

【凡按】

真心痛者，邪气直犯心主也，毒深阴甚，故手足清至节，其死之速如此。宜参附回阳，可以急救，但具体情况须具体分析。余治一例患者，60岁，四肢厥冷，汗出脉微，腹式呼吸而不足以息，舌质淡暗而苔灰腻，与参附汤、附子理中汤、真武汤，以炮姜易生姜，主要是重用红参至10克，附片6克，以回元气，三剂汗止肢温，脉出，血压稳定而安。三方相用，以参附温心阳，附子理中，真武温脾肾之阳，此治法为整体调节而重点突出也。

近人研究，参附注射液治疗难治性心衰有明显的优势。心衰是外邪反复侵袭、劳累过度以及脏腑功能失调引起心阳不振，鼓动无力，血脉运行缓慢，出现水气凌心、水饮射肺、水湿泛滥及瘀血阻滞。温阳益气是心衰的根本治法，宜用参附注射液，人参能改善缺血心肌的合成代谢，减少心肌对氧和化学能量的消耗，使缺血心肌在氧耗最低的情况下作功；附子能增强心肌的收缩力，改善血液循环，扩张血管，使凝聚的血细胞解聚，故有强心作用。二药能全面改善心衰的病理过程和危急症候。

三十三、胁痛病类

《内经》指出的"胁痛",着重在肝胆二经及其脏腑。以二经均行于身之两侧而布胸胁,故以经络相关部位的痛证为其突出的重点。这是明显的经络辨证也。但在具有共性的"胁肋痛"之外,又具有不同腑腑的个性。如"肝病者,两胁下痛引少腹,令人善怒。"怒是病之因,还是病之果?均有可能,以肝之志主怒也。"胆,口苦,善太息,心胁痛不能转侧。"口苦是胆汁上溢,善太息,是胆气郁结不伸的反应。此经证同为脏腑之证不同也。但,肝为藏血之脏,如"有所堕坠,恶血留内",加一个"大怒,气上不下",失于疏泄的因素,血"积于胁下,则伤肝"。这是肝病较多的人为因素也。

(一) 概 述

【原文】

肝足厥阴之脉……夹胃属肝络胆,上贯膈,布胁肋。(《灵枢·经脉篇》)

【凡按】

足厥阴之脉其全过程"起于足大趾丛毛之际……环阴器,抵少腹……,循喉咙之后,连目系,与督脉会于巅。"

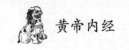

（二）分　述

【原文】

肝病者，两胁下痛引少腹，令人善怒。（《素问·脏气法时论》）

【名家论述】

张志聪："病者，邪气实也，肝脉布胁肋，抵少腹，故病胁下痛引少腹。《灵枢经》曰：肝气实则怒……肝气郁而不舒，故怒也。"

【凡按】

此属肝郁气滞，治宜疏肝理气，与四逆散合金铃子散。以"善怒"是肝郁气滞的自然发泄，"木郁则达之"，所以用四逆散以遂其条达之性。两胁痛引少腹，则金铃、延胡之辛开苦降，合四逆散之芍药甘草缓解痉挛，共奏止痛之功也。

名医姜春华对慢性迁延性肝炎、早、晚期肝硬化的治疗，都以活血化瘀为主。利气、柔肝只治其标，不治其本，活血化瘀才是治本之道。姜氏解决肝痛常取三步走：即一步活血化瘀，如当归、桃仁、丹参、地鳖虫；二步加九香虫；三步再加五灵脂、制乳香等，使"气与血互相同治"。"证属肝瘀气虚（按：胸闷气短）者，治宜活血益气，上方加黄芪、党参。"

【原文】

有所堕坠，恶血留内；若有所大怒，气上而不下，积于胁下，则伤肝。（《灵枢·邪气脏腑病形篇》）

【凡按】

肝藏血，其经脉行于胁下。如跌仆坠堕，瘀血滞留于内，又因大怒的刺激，肝气上逆，气血瘀阻，积于胁下，则伤肝，治宜疏肝理气，活血化瘀。方用一味丹参饮活血养肝以治本，失笑散通肝经聚血，地鳖虫化瘀通络，为跌打损伤、推陈致新良药，楮实子消肿软坚，刘寄奴化瘀利水以治标，血行瘀化，则怒气自平。以"善怒"为病之因，亦为病之果也。

【原文】

厥阴之脉者，络阴器系于肝，寒气客于脉中，则血泣脉急，故胁肋与少腹相引痛矣。（《素问·举痛论》）

【名家论述】

杨上善："厥阴肝脉属肝络胆布胁肋，故寒客血涩脉急，引胁与少腹痛也。"

【凡按】

《伤寒论·太阳篇》云："胸胁下素有痞，连在脐旁，痛引少腹入阴筋（按：茎）者，此名脏结死。"与此互发。二者阳虚阴盛"寒气客于脉中"则同，本条"胁肋与少腹相引痛"其病浅，与当归四逆加吴萸生姜汤；"痛引少腹少阴筋者"唐容川云：今所谓缩阴症，其病深，舌上白苔滑，称为"脏结无阳，死证"，民间常用火药（硫黄、焰硝）治之，甚效。或用沉香黑锡丹，结合艾灸关元穴，肢温阴器出，则愈。余治同乡彭庆生之子，平素嗜酒，掺冷水空腹饮之，习以为常。一日晨起仆地，少腹相引而痛，痛甚，阴茎已缩入腹中，大小便秘、四肢厥冷、脉伏不见。仓卒之间借用保安队步枪子弹三枚，分三次开水冲服，外用艾灸关元穴。约半小时二便俱利，痛止肢温，阴茎复出而愈。此饮冷过度，致阴凝脏结，两阴缩入腹，硝、磺二药不仅温化阴寒，而有疏通二便的作用，"通则不痛"所以速效。

【原文】

胆足少阳之脉……是动则病口苦[1]，善太息，心胁痛不能转侧，甚则面微有尘，体无膏泽，足外反热，是为阳厥[2]。（《灵

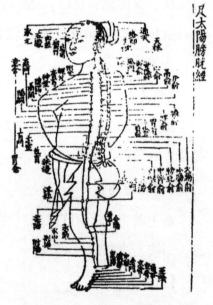

明代高武《针灸聚英》经穴图中的足太阳膀胱经图

枢·经脉篇》）

【注释】

①口苦：杨上善："胆热，苦汁循脉入颊，故口苦，名曰胆瘅。"

⑦阳厥：杨上善："少阳厥逆"。

【名家论述】

张景岳："胆病则液泄，故口苦，胆郁则不舒，故善太息。胸胁痛不能转侧，足少阳之别，贯胸循胁里也。"

【凡按】

此证多见于现代医学所称的"胆囊炎"、"胆结石"等胆道病变。肝胆气郁、肥甘厚味是其致病原因，"善太息"即其郁结表现。胸胁痛的特征是向上放射，痛不可转侧动摇，口苦是胆胃同病，甚则呕吐苦水。痛在于内，象显于外，故"面有微尘，体无膏泽"，以痛损伤神气也。此属少阳气阻而胆郁，所谓"阳厥"是也。治宜疏肝利胆、理气开郁，主四逆散，加金钱草、郁金、火硝（兑）、草决明、白芍、延胡、川楝肉、麦芽、鸡内金。此方加减治胆结石良效。张锡纯认为："鸡内金含稀盐酸，善化有形瘀积"，故重用本品与金钱草配合，治胆囊炎、胆结石、及尿路结石症是信而有证的。

胆结石为临床常见的剧痛症，余从实践经验中制成

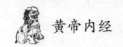
"排石消石散"：火硝 60 克、真郁金 50 克、生鸡金 50 克、田三七 20 克、白矾 10 克、上肉桂 10 克。共研细粉（过 100 目筛）装入大号胶囊，每囊装 0.4 克，成人每服 2 ~ 3 颗胶囊，于饭后 15 分钟服之，日 3 次。服至剧痛缓解或隐痛消失为度，张锡纯："矾石、硝石善化胆管凝结。"屡用殊效。

【原文】

少阳之厥，则暴聋，颊肿而热①，胁痛，胻不可以运。（《素问·厥论》）

【注释】

①而热：《病源》卷十二《寒热厥候》："而"作"胸"。

【名家论述】

杨上善："手足少阳之脉，皆入耳中，足少阳循颊，下胁循至足，故暴聋颊肿，胁痛，脚臑不可运动也。"按：《太素》"胻"作"臑"。胻与臑皆胫骨，均指小腿。

【凡按】

胆气过升，则耳暴聋而足胫无力，治宜利胆平肝、清胃降逆，与温胆汤合戊己汤、磁朱丸。其中温胆汤胆胃同治，胃气降则胆气亦不上逆，此釜底抽薪法也。戊己汤芍甘二味平肝即所以利胆，磁朱（含磁石、朱砂）药性重坠以治暴聋，复方组合以针对"少阳之厥"也。李时珍云："柘木能通肾气，故《圣惠方》治耳聋耳鸣一二十年者有柘根酒。"

三十四、腰痛病类

《内经》"腰者肾之府，转摇不能，肾将惫矣。"指出腰是肾之外府，肾机强弱盛衰，外府的表现至关重要。其病因有"阴阳不和（按：夫妻关系不正常），则使液溢而下流于阴……下过度则虚，虚故腰背痛而胫痠。"肾藏精而主骨，痛、痠是肾病的反应。故《难经》曰"损其肾者益其精"。此外有"感于寒，则病关节禁固（按：关节强直而屈伸不利），腰椎痛，寒湿持于气交而为病也。"外寒宜五积散，内寒，如《金匮》所云："肾受冷湿，着而不去，则为肾着，身重腰中冷，如坐水中"。尤在泾云："此病不在肾之中脏而在肾之外府，治法不在温肾散寒，而在燠土以胜水，主甘姜苓术汤。"《内经》"腰痛不可转……针刺八髎。"如现代多见的腰椎压缩性骨折，腰椎间盘突出，当从骨空穴刺之，可以作为整体调节的参考，以补药熨、按摩等疗法之不逮也。

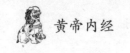

（一）概　述

【原文】

腰者肾之府，转摇不能，肾将惫矣。（《素问·脉要精微论》）

【名家论述】

张景岳："腰为肾之外候，足少阴之别'下贯腰脊'，肾气虚则腰痛而转动俯仰受限，然腰痛有寒热虚实之不同。""腰痛症凡悠悠戚戚屡发不已者肾之虚也，遇阴雨或久坐痛而重者湿地。遇诸寒而痛或喜暖而恶寒者寒也，遇诸热而痛及喜寒而恶热者热也，郁怒而痛者气之滞也，忧愁思虑而痛者气之虚也。"

【原文】

阴阳不和，则使液溢而下流于阴，髓液皆减而下，下过度则虚，虚故腰背痛而胫痠。（《灵枢·五癃津液别》）

【名家论述】

张景岳："阴阳不和则精气俱病，气病则不摄，精病则不守，精气不相统摄，故液溢于下而流泄于阴窍。精髓皆减，输泄过度，则真阴日虚，故为腰痛胫痠等病，此劳瘵之所由也。"

【凡按】

前人用斑龙丸治虚损，理百病，驻颜益寿，歌曰："尾间不禁沧海竭，九转灵丹都漫说，唯有斑龙顶上珠，能补玉堂阙下穴"。此重在补肾，使精髓充而筋骨壮，而葆精以自强更应放在首位。"精不足者，补之以味"。老年易患骨质增生或骨减髓空，导致骨折，宜用鹿角霜、鹿角胶、配猪脊髓、大枣蒸服或制丸服，此血肉有情，竹破竹补法也。

（二）分 述

【原文】

腰痛不可以转摇，急引阴卵，刺八髎与痛上。（《素问·骨空论》）

【名家论述】

张志聪："腰痛不可以转摇者，肾将惫矣，急引阴卵，连及于厥阴也。亦当取足太阳之上髎、次髎、中髎、下髎之八穴，及与少阴厥阴本部之痛处。盖八髎在腰尻之骨间，筋骨为病，当从骨空之穴以刺之。

【凡按】

此属阳虚感寒，肝肾同病，治宜温阳散寒，与青娥丸，此乃肾虚腰痛要药，加白芍、肉桂、荔核，针对"急

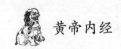

引阴卵"以桂芍解其挛急，荔核理气止痛。

【原文】

昌阳之脉，令人腰痛，痛引膺，目晾晾然，甚则反折，舌卷不能言。（《素问·刺腰痛篇》）

【名家论述】

张景岳："昌阳即足少阴之复留也，少阴属肾，故为腰痛，肾脉注胸中，故痛引入膺，肾之精为瞳子，故目晾晾然，少阴合于太阳，故反折，肾脉循喉咙，故舌卷不能言。"

【凡按】

本篇备举诸经腰痛，而"腰者肾之府，转摇不能，肾将惫矣"。所以腰痛的直接关系属肾，除"痛引脊内廉"外，更明显的是循足少阴——昌阳经脉。痛引胸中，连舌本，甚至舌不能言。瞳子属肾，肾之精气不能随精上达，故目晾晾视力模糊。且肾与足太阳膀胱经为表里，《病源》卷五《腰痛不能俯仰候》云："阳病不能俯，阴病不能仰"，少阴不胜太阳，故甚则腰背反折，此属肾阴不足，肾阳亏损，宜河间地黄饮子，经脏同治，以地黄饮子亦主治舌喑也。

【原文】

巨阳虚，则腰背头项痛。（《素问·疟论》）

【凡按】

巨阳即太阳，足太阳脉从头出别下项，循肩膊内，挟脊抵腰，阳气不足则寒气客之，故腰背头项痛。此属阳虚感寒，治宜温经散寒，与桂枝加术附汤。如出现"身疼、腰痛、骨节疼痛，恶寒、无汗而喘者"，此《伤寒论·太阳篇》之麻黄证也，它的特点必然导致发热，所以用麻黄汤以发其汗。此证重在"巨阳虚"，虽腰背头项痛，无发热趋势，亦治以温经散寒，用桂枝汤调和营卫，附子温少阴之经，白术利腰脐间血，表里同治，而不着眼于发汗也。

【原文】

感于寒，则病人①关节禁固，腰脽②痛，寒湿推③于气交而为疾也。（《素问·六元正纪大论》）

【注释】

①人：字衍。

②腰脽：《素问玄机气宜保命集》卷十七引"脽"作腿。

③推：吴注本作"持"。

【凡按】

关节禁固，即关节强直而屈伸不利，足太阳之脉，挟脊抵腰，腰者肾之府也。自然气象久雨不晴，空间水蒸汽

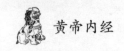

浓厚，寒湿相持，人在气交中感病，属寒湿腰痛，治宜散寒除湿，与五积散（丸）30克，开水冲化顿服，则"关节禁固"解除，腰间如释重负。如续见脉微阳伤，腰痛形浮，则宜真武汤。

【原文】

厥阴之脉，令人腰痛，腰痛如张弓弩弦^①。（《素问·刺腰痛篇》）

【注释】

①张弓弩弦：形容腰部强硬，象张弓弩之弦，弓满待发之状。

【名家论述】

张景岳："肝主筋，肝病则筋急，故令腰中如张弓弩之弦"，甚则"不可以俯仰"。

【凡按】

此属寒凝经络，治宜温经散寒，与当归四逆汤，以细辛易摇竹消，木通易鸡血藤。摇竹消亦名徐长卿，有辛香通络之效。鸡血藤其汁如鸡血，有和血通络之功。此二味为治厥阴"腰痛如张弓弩弦"之要药。

三十五、腹痛病类

《内经》揭示腹痛的病因、病机及其症状。如"寒气客于脉外则脉寒，脉寒则缩蜷，缩蜷则脉绌急，绌急则外引小络，故卒然而痛"。这是常见多发的胃肠痉挛性疼痛的特点。卒痛言其暂，得热熨或以手按摩则其痛立止。以其热熨或手按摩生热，则因寒绌急之脉，得热则缓解也，此民间常用的止痛法。腹痛多见于胃肠病变，寒气客于肠胃，在胃则常伴呕吐，厥逆上出，故痛而呕也。在肠则小肠不得成聚，故后泄腹痛矣。均宜温其中，调其升降则愈。

至于膀胱居于小腹，《内经》："膀胱病者，小腹（按：含少腹）偏肿而痛（按：排除大腹肿痛），以手按之，即欲小便而不得"，此膀胱不利为癃，属前列腺炎或前列腺肥大之类，其病亦古今同也。

（一）概　述

【原文】

寒气客于脉外则脉寒，脉寒则缩蜷，缩蜷则脉绌①急，绌急则②外引小络，故卒然而痛，得炅则痛立止，因重中于寒，则痛久矣。（《素问·举痛论》）

【注释】

①绌：犹屈也。

②则：四库本，一守校本，"则"字上并叠"绌急"二字。

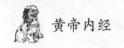

【名家论述】

张志聪："寒则血凝泣，故脉缩蜷，缩蜷则绌急而外引小络，夫经脉为里，浮而外者为络。外内引急，故卒然而痛，脉寒而得阳热之气，则缩绌即舒，故其痛止。若复感于邪，则阳气受伤，故痛久而不止。"

【凡按】

此条是针对论中提问：痛有卒然而止，有痛甚不休，有按之痛止，有按之痛甚，有卒然痛死不知人、少间复生者，有痛而呕，痛而泄，或痛而闭者，"凡此诸痛，各不同形"。答：病形虽殊，病因则一，寒则脉绌急，"故卒然而痛，得炅则痛立止"。要注意一个"卒"字，故下文申之曰："因重中于寒则痛久矣"。治法宜解挛温经，"唯变所适"，如热按、热摩、热敷、热熨、热灸、火针，常收立竿见影之效。

（二）分　述

【原文】

寒气客于肠胃，厥逆上出，故痛而呕也。(《素问·举痛论》)

【名家论述】

郭霭春："肠胃客寒留止，则阳气不得下流而反上行，寒不去则痛生，气上行则呕逆，故痛而呕也。"按：治宜二陈汤加藿香、砂仁、白蔻，呕不止者以锈铁一块烧红，入钵内，加入黄连、苏叶少许，以开水淬取清汁兑服即止。

【原文】

寒气客于小肠，小肠不得成聚，故后泄腹痛矣。（《素问·举痛论》）

【名家论述】

高士宗："寒气客于小肠，小肠不得成聚而传化，故后泄而腹痛矣。"

【凡按】

此属小肠虚寒，寒凝腹痛，治宜温中散寒，行气止痛，与理中汤，温中助化增进吸收，则"后泄腹痛止矣"。

【原文】

寒气客于肠胃之间，膜原之下，血不得散，小络急引故痛，按之则血气散，故按之痛止。……按之则热气至，热气至则痛止矣。（《素问·举痛论篇》）

【名家论述】

高士宗："膜原内通脾胃，外连肌腠，寒气客之则脾络之血不得从经隧而散于肌腠之小络，致小络急引，急引故痛。按之则血气得以散于肌腠之小络……按则热气至，热气至故痛止矣。"

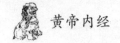

【凡按】

《伤寒论·太阳篇》云："伤寒，阳脉涩，阴脉弦，法当腹中急痛，先与小建中汤；不差者，小柴胡汤主之。"内经之言恰是本条立方的根据。以"按之痛止"为虚，"按之热气至，热气至则痛止"为寒，虚寒腹痛小建中汤最适宜，要解决"小络急引故痛"，宜加黄芪，即黄芪建中汤，"壮者气行则已"。但此种痛多见于胃肠痉挛，北京儿童医院临床经验，"十个腹痛，九个肠痉挛"。以此衡量，按之则热气至，热气至则痛止，与久痛不止之症，是有浅深微甚之区别的。

灸盖圖

古聖用九針。失傳久矣。今人偶用齊不但不諳針法。亦且不熟明堂。至於灸法亦然也。今用銀盖隔姜灸法。萬無一失凡欲用此法者須仿此樣爲式四圍銀片稍厚底。

仰式

俯式

清代雷丰《灸法秘传》
中的灸盖图

【原文】

邪在脾胃，则病肌肉痛。阳气有余，阴气不足，则热中善饥；阳气不足，阴气有余，则寒中肠鸣腹痛。（《灵枢·五邪篇》）

【名家论述】

张景岳："邪在脾胃则肌肉痛，脾主肌肉也，阳有余则阴不足，阳邪入腑，病在阳明，故为热中善饥。阳不足则阴有余，阴邪入脏，痛在太阳，故为寒中肠鸣腹痛。"

【凡按】

病在脾胃，表现有寒热虚实不同。实则阳明，故热中善饥；虚则太阴，故寒中肠鸣腹痛。前者宜人参白虎汤（张锡纯以淮药代粳米），后者宜附子理中汤。

【原文】

膀胱病者，小腹①偏肿②而痛，以手按之，即欲小便而不得。（《灵枢·邪气脏腑病形篇》）

【注释】

①小腹：《太素》、《脉经》"小腹"作"少腹"。

②偏肿：郭霭春注：是小腹肿而大腹不肿。

【名家论述】

张志聪："膀胱者，津液之府，气化则出，腑气病，故小腹肿痛，而不得小便也。"

【凡按】

此属气化失司，治宜化气行水，与五苓散加黄芪、桔梗。但"少腹偏肿"，关系到形质的病变，多见于老年性

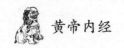

前列腺肥大与前列腺炎。通常证见"欲小便而不得",必以手揉按压挤才能排出少许,属癃闭范畴,宜用补中益气汤如菝葜、龙葵、腊瓜(羊开口)、楮实子、刘寄奴益气活血、软坚利尿,以消有形的"偏肿"。

三十六、疝气病类

《内经》言疝,有广狭二义:1. 任脉为病,内结七疝",这是广义的疝。2. "寒气客于足厥阴之络,令人卒疝暴痛",此狭义之疝,以足厥阴之脉环阴器也。狭义之疝的症状,"病在少腹,腹痛不得大小便,病名曰疝。"疝久不已则形成"癫疝",亦称水疝、木疝,仍属肝经。金·张子和在其《儒门事亲》中论疝:"夫疝者,肝经病也。"每证之多哭善怒之小儿,易病偏疝,亦从肝治也。

《内经》更有一种"心疝","少腹当有形",类似现代的小肠嵌顿气,亦名腹股沟科疝。《内科》从"诊得心脉急",以心与小肠相表里,溯其病源。名曰"心疝",以心阳不足,寒气乘之。非手术疗法者,宜下病上取,以补中益气汤加羊开口、肉桂治之。

(一)概　述

【原文】

任脉为病,男子内结七疝。(《素问·骨空论》)

【名家论述】

高士宗："任脉起于中极之下，上毛际，循腹里，故任脉为病，男子则内结七疝。七疝：狐疝、颓疝及五脏之疝也。"

马元台："后世但知病在下部者为疝，岂知五脏皆有疝，又但知男子疝，岂知妇人亦有疝。"

《诸病源候论·七疝候》："七疝者：厥疝、癥疝、寒疝、气疝、盘疝、怕疝、狼疝。此名七疝也。诸疝者，阴气积于内，复为寒气所加，使营卫不调，血气虚弱，故风冷入其腹内，而成疝也，疝者痛也，或少腹痛，不得大小便；或手足厥冷，绕脐痛，自汗出；或冷气逆上抢心腹，令心痛；或里急而腹痛。此诸候非一，故云诸疝也，脉弦紧者疝也。"

《儒门事亲·疝》："七疝：寒疝、水疝、筋疝、血疝、气疝、狐疝、癞疝。"

（二）分　述

【原文】

病在少腹，腹痛不得大小便，病名曰疝，得之寒，刺少腹两股间[①]，刺腰髁[②]，骨间刺而多[③]之，尽炅[④]病已。（《素问·长刺节论》）

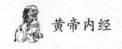

【注释】

①刺少腹两股间：《甲乙经》卷九第九作"得寒则少腹胀，两股间冷"。

②髀：似为股骨头，即指髋关节筋部位而言。《说文》"髀，髀骨也"。段注："髀者，臀与髋骨相接之处，人之所以能立，能行，能有力者，皆在于是。"

③多：疑作灸，形近而误。

④尽炅：疝气腹痛，寒凝则甚，得热则缓解，故云"尽热病已"。

【名家论述】

张志聪："此厥阴寒疝之为病也。肝主疏泄，肝气逆，故不得大小便也，此为寒疝，故少腹痛上连于腹也。少腹两股及腰踝骨间，为厥阴肝脉之所循，刺而多留之，俟其尽热而病自己。"

【凡按】

此证腹痛不得大小便，治寒痛宜温，治便秘宜下，与大黄附子汤。《金匮要略·腹满寒疝篇》云："胁下偏痛，发热，其脉紧弦，此寒也，以温药下之，宜大黄附子汤。"本条"病在少腹"，"病名曰疝"，而《金匮》以"胁下偏痛"概其证；本条"腹痛不得大小便"，而《金匮》"以温药下之"而立其方。经典对参，理法方药俱备。尤在泾云："胁下偏疼而脉紧弦"，补出脉象。阴寒成聚，偏着一处，是以非温不能已其寒，非下不能去其结，乃成全意。

【原文】

邪客于足厥阴之络，令人卒疝暴痛，刺足大指爪甲上，与肉交者各一痏①，男子立已，女子有顷已。(《素问·缪刺论》)

【注释】

①痏：痏音毁，原意为针灸后穴上的瘢痕，在此指针灸的次数。

【名家论述】

高士宗："《经脉论》云：'足厥阴之别，其病气逆，则睾肿卒疝'，故邪客于足厥阴之络，令人卒疝暴痛，当刺足大指爪甲上与肉交者，足厥阴大敦井穴也，刺其左右各一痏，男子血盛故立已，女子不足于血故有顷已。"

【原文】

肝足厥阴之脉，是动则病腰痛不可以俯仰，丈夫癞疝①，妇人少腹肿。(《灵枢·经脉篇》)

【注释】

①癞疝：一般指寒湿引起的睾丸肿大。

【名家论述】

张志聪："丈夫癞疝，妇人少腹肿，厥阴之本气

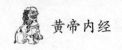

病也。"

【凡按】

此属寒侵肝脉，气血凝滞，治宜疏肝、理气、祛寒，与当归四逆汤加吴茱萸、小茴、荔核，吴茱萸温内有久寒，小茴、荔核散睾肿卒疝。妇人少腹肿者，景岳云："亦疝气病也"。余以为宜及时检查，排除肿瘤。

【原文】

三阳①为病发寒热，下为痈肿②及为痿厥③，腨痟④；其传为索泽⑤，其传为㿗疝⑥。（《素问·阴阳别论》）

【注释】

①三阳：王冰："三阳，谓太阳小肠及膀胱之脉也。"

②痈肿：郭霭春："痈与壅通，上为壅肿，下为浮肿"，包括水疝。

③痿厥："痿，谓痿弱无力以运动"，"厥，谓阴阳气不相顺接"。

④腨痟：张志聪："腨，是腓股；痟，痠疼也。"

⑤其传为索泽：谓皮肤甲错，状如鱼鳞，尽失润泽。

⑥㿗疝：谓阴肿之疝，"㿗"与"㿉"古字通用。

【名家论述】

张景岳："上述病候皆三阳经脉循行之处，故在上为病则发寒热，在下为病，则壅肿腨痟。病以伤阴，其传为索泽，伤阳其传为㿗疝"。

姚止庵："㿗疝。睾丸重坠，俗名小肠气是也，疝者寒气不行之病，病久则小肠失其温化，经虚寒壅于中，故传为㿗疝。"

【凡按】

此病小儿、老人甚多，从古已然。一般疝气，用前条四逆散加荔核、小茴等疏肝理气即可。如'始传热中，末传寒中"，小肠疝气而睾丸重坠，治宜益气温化，与补中益气汤加肉桂、小茴。以少腹及睾丸重坠，下午更甚，寸脉软弱，属气虚下陷，此汪石山之所以用补中益气汤加减治"水疝"也。如病久气衰出现顽固性的㿗疝，为本条重点所在，宜标本兼治，重在治本，与补中益气汤，送服济生橘核丸，行气止痛，软坚散结。如治标不治本，治病不治人，将徒劳无功。

【原文】

帝曰：诊得心脉急，此为何病？病形何如？岐伯曰：病名心疝，少腹当有形也。（《素问·脉要精微论》）

【名家论述】

张景岳："心为牡脏，气本属阳，今脉紧急，阴寒胜也，阴胜则阳病，故曰心疝"。

姚止庵："心与小肠为表里，今寒邪犯心，传入小肠，

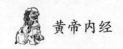

小肠部分？外当小腹，故少腹有形，原病来源于心，故曰心疝也。"

【凡按】

此属心阳不足，寒气乘之，故心脉急——弦紧之意，传入小肠，形成少腹有形而痛，治宜下病上取，索其病原而治之，与桂枝加桂汤。《伤寒论·太阳篇》"……奔豚气从少腹上冲心者，桂枝加桂汤"。此方壮心阳降冲气，故可移治"少腹当有形"的心疝也。

三十七、遗精、前阴病类

《内经》从生理的角度指出："肾者主蛰、封藏之本，精之处也。""肾取五脏六腑之精而藏之。"故《难经》曰："肾为五脏六腑之本，十二经之根，呼吸之门，三焦之原，亦名守邪之神"。肾在人体的重要性，与所藏之精有密切关系。所以精贵施泄有时，节制有度。人，常因情志的变化，如《内经》指出的"怵惕思虑则伤神，神伤则恐惧而流淫不止。"此精关不固而漏出也。或"所愿不得，意淫于外"，发为"白淫"，皆自我斲丧也。最普遍的是有梦或无梦而遗，青壮年生理的精满则遗，偶见无害，病理之遗，则"尾间不禁沧海竭"。最终表现为阳萎不用而神气亏损。《内经》云："茎垂者，身中之机，阴精之候"。茎垂不振，乃精失阳衰的反应。宜清心寡欲，积精以自强，否则未老先衰，绝人长命。

（一）概　述

【原文】

肾者，主蛰①，封藏之本②，精之处也。（《素问·六节脏象论》）

【注释】

①蛰：是蛰虫，此为藏伏之意。

②封藏之本：肾为水脏，受五脏六腑之精而藏之，并主藏生殖之精。肾气实则肾精固藏，肾气虚则肾精遗泄，故曰肾为封藏之本。

【原文】

茎垂①者，身中之机，阴精之候，津液之道也。（《灵枢·刺节真邪论》）

【注释】

①垂：《甲乙经》卷九第十一作"睾"，宜从。

【名家论述】

张景岳："茎垂者，

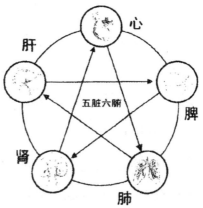

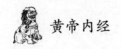

前阴宗筋也，命门元气盛衰，俱证见于此，故为身中之机。"

【凡按】

"茎"之病表现突出者为"阳痿"，"睾"之病表现最多者为睾丸肿大，偏坠，阴囊积液。前者多见于成人，后者多见小儿、老人。但"阴囊积液"，亦名"水疝"，多见于慢性肾炎。小儿元气未盛，老人元气已衰，"水疝"为久病肾虚水泛，都关系到"身中之机"的病理变化。汪石山用补中益气汤合苓桂术甘汤去甘草，重以苡米治之。

（二）分　述

【原文】

怵惕思虑者则伤神，神伤则恐惧流淫而不止。(《灵枢·本神》)

【名家论述】

张景岳："怵，恐也，惕，惊也。流淫，谓流泄淫溢……思虑而兼怵惕，则神伤而心怯，心怯则恐惧，恐惧则伤肾，肾伤则精不固，盖以心肾不交，故不能收摄如此。"

【凡按】

此属神伤气耗而精不固，治宜益气以安神，气足神安而精自固，与妙香散。本方主四君重用淮山以益脾阴，黄芪以固其气，远志（炙）、茯神以宁其神，桔梗清肺，木香疏肝，朱砂安神，麝香开郁。不治遗而"流淫自止"。此王荆公得意之方。余用此方去麝香加刺猬皮通精止遗，疗效更佳。

【原文】

思想无穷，所愿不得，意淫于外，入房太甚，宗筋[1]弛纵，发为筋痿，及为白淫。（《素问·痿论》）

【注释】

①宗筋：众筋的集合处。《素问·厥论》曰："前阴者，宗筋之所聚"。

【名家论述】

张志聪："意淫于外则欲火内动，入房太甚则宗筋纵弛，是以发为阴痿，及为白淫，白淫者，欲火盛而淫精自出也。"

【凡按】

此属相火过盛，意淫不止，以水为事，导致阳痿白淫，壮水之主，以制阳光，宜与知柏地黄丸，与上条对照，妙香散可治白淫，知柏地黄丸亦可治筋痿，知柏之苦，降火以坚阴。

【原文】

厥气客于阴器，则梦接内[1]。（《灵枢·淫邪发梦篇》）

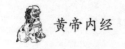

【注释】

①则梦接内：指梦交遗精。

【名家论述】

张志聪："客于阴器，则梦接内，精气泄也。"

【凡按】

常因课读劳神，损伤正气，则邪气逆乱，而致神魂不宁，多梦遗泄。治宜益气补中摄下之剂，与桑螵蛸散。方中人参、茯神、菖蒲、远志交通心肾以安神，当归（代以女贞子养阴）、龙骨、龟板以潜阳，桑螵蛸补肾固精以止遗。叶天士云："阴气走泄遗精，务宜滋填固涩，桑螵蛸散蜜丸服之。"但"固下必佐建中"，盖益气以统精也。此病应意"思想无穷，所愿不得"这一精神状态，治病必须治人也。

【原文】

经筋之病，……热则筋弛纵不放，阴萎不用。（《灵枢·经筋篇》）

【名家论述】

华良才："阳痿应正名为阴痿以合《内经》之旨。阴痿之病并非全由阳虚造成，亦可因肾阴亏虚，肝气郁结，湿热下注等多种病机使然。这类患者绝不能概以补肾壮阳治之，而致阴痿更甚。景岳云：'善补阳者必于阴中求阳，则阳得阴助而生化无穷'。阴血乃阴茎勃起的物质基础，阴血充盛阴茎才能勃举有力，因此阴痿之病，均宜滋阴补肾之药，如六昧地黄、二至丸等。"按：此与徐灵胎治阳痿避刚燥用柔润之意正同。但阴损及阳者宜柔剂养阳，可与《金匮》肾气丸。"激之过颡者"在于气也。

【凡按】

因热导致阳痿的有虚热及湿热两种，此条为阴虚阳盛，热伤宗筋，宜知柏地黄汤；如湿热下注，宗筋弛纵，宜龙胆泻肝汤。胆草泻热疏风，湿自去而弛纵除。

【原文】

足厥阴之筋，伤于寒则缩入。（《灵枢·经筋篇》）

【凡按】

此肝寒筋缩，治宜温肝散寒，与当归四逆汤加肉桂、吴萸以治其久寒凝滞也。

三十八、小便失常病类

《内经》："膀胱者州都之官，津液藏焉。气化则能出矣。"此指小便之排泄，重在"气化"二字。上焦气不化，则通调失职，中焦气不化，则升降不灵，下焦气不化，则决渎无权。且"三焦者，腠理毫升其应"。如汗多

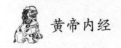

尿少，汗少尿多，此生理气化之自然调节也。如尿多汗亦多，尿少汗亦少，此病理气化之失其常规也。更有膀胱不利为癃，为内关外格，常见于水肿病之尿毒症。膀胱不约为遗尿，常见于衰老病危，所谓"水泉不止者膀胱不藏也"。《内经》还指出："肾者，胃之关也，关门不利，则聚水而从其类，上下溢于皮肤。"说明肾为水主，华佗云："肾气盛则水归于肾，肾气虚则水散于皮。"因为肾司二便，关于小便的排泄，更是值得注意。

（一）概　述

【原文】

膀胱者，州都①之官，津液藏焉，气化则能出矣。（《素问·灵兰秘典论》）

【注释】

①州都：古时官职名，这里作水的府库来理解。

【名家论述】

张志聪："膀胱为水府，乃水津都会之处，故为州都之官，水谷入胃，济泌别汁，循下焦而渗入膀胱，故为津液之所藏，气化助水液运行而下出焉。"

江育仁："一例女童尿潴留，长期导尿，引起下阴严重感染，外阴部红肿溃烂，邀我诊治。乃请同窗老友会诊，告余曰：'此实提壶开盖之证也'。用生黄芪 120 克，桔梗 18 克，升麻、生甘草各 9 克，浓煎代茶，少量多次口服，并以银花、甘草煎汤熏洗下部，每日 2～3 次。3～4 天，小便已能自利，取出导尿管，阴部溃烂处亦逐渐愈合。此证易为红肿溃烂所惑，孰知肺主一身之气化，肺气不足，气化岂能下达州都，生黄芪配伍升麻、桔梗，既益其气，又举其陷，且黄芪托毒消肿，对久溃不敛之疮疡有生肌收口的作用"。按：此即"上窍开，水源凿"、"提壶开盖"的"下病上取"法也。

何世英："又如脑症昏迷病人的尿闭，不论程度轻重，只要指压利尿点（按：小儿仰卧取平，从脐眼至耻骨联合上缘，连一直线，在二分之一交点处），立即排尿，且畅通彻底，重复可靠，效果显著。"按：此法可取。

（二）分　述

【原文】

膀胱不利为癃，不约为遗溺。（《素问·宣明五气篇》）

【名家论述】

张景岳："膀胱为津液之府，其利与不利，皆由气化，有邪实而膀胱之气化不利而为癃者，有肾气下虚，津液不化而为癃者，此癃闭之虚实也。若下焦不能约束而为遗尿

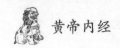
者，以膀胱不固，其虚可知。"

【凡按】

膀胱不利为癃，宜下病上取，导水必自高源，用提壶开盖之法。与黄芪、桔梗、升麻、广皮、紫菀、杏仁之属；若不约而为遗尿者，治宜补肾以纳气，与缩泉丸（淮山药、益智、台乌），加黄芪 20～30克，以"中气不足则溲便为之变"；加荔枝 30 克，甘酸以敛水泉也。

【原文】

有癃者，一日数十溲，此不足也。（《素问·奇病论》）

【名家论述】

吴崑："癃，不得小便也，癃而一日数十溲，由中气虚衰，欲便则气不能传送，出之不尽，少间则欲便，而溲之亦出无多也。"

【凡按】

杜雨茂治 1 例患者，女，

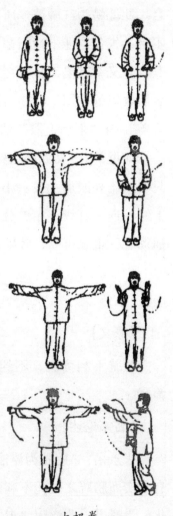

太极拳

65 岁。小便失禁 10 年,入夜常尿床,白日尿亦湿裤,闻水声则自流。尿检无异常,舌质稍暗,中有裂纹(此水液下趋而不上润之故),苔白中部稍黄,脉弦劲,右细。证属肾气亏虚,关门失约所致。治宜温补肾气以复肾关,主《金匮》肾气丸加益智作汤服。服药 23 剂后,小便可控,遗尿未作,日夜排尿正常,仍宗上法加强补肾而疗效巩固。此善用经方,而收到 10 年不治的疗效。

一日数十溲,次多而量少,属"肾虚而膀胱有热",乃阴虚气陷所致,治宜益气养阴清热。与太子参、沙参、黄芪、桔梗、甘草、女贞子、旱莲草、白茅根。此证多见于妇女急、慢性肾于肾炎,一般治法常用苦寒淡渗以清热消炎,反复用之,"则热症未已,寒症又起",证见尿频尿急,下午及傍晚加重,并有形寒的感觉。此属寒凉损中气虚下陷,察其脉弱,舌淡口和者,宜补中益气汤加乌荆散,此治"药过寒凉"之法也。

【原文】

中气不足,则溲便为之变。(《灵枢·口问篇》)

【名家论述】

张景岳:"水由气化,故中气不足,则溲便失常。"

【凡按】

中气不足常表现为少气懒言,怠倦嗜卧,如兼见大便

2213

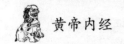

或秘或泄，或气坠脱肛，小便或多或少，或次多量少，均宜补中益气以治其本，中气一足则溲便自然调整，老年慢性前列腺炎多见此证，《丹溪心法·小便不利》指出："提其气，气升则水降下，盖气载其水也。"用补中益气汤加楮实子、腊瓜、菝葜，升清降浊，兼治前列腺肥大，以方中有消肿软坚之品也。小便赤涩加败酱草，本品能改善病灶及纤维性病变。

【原文】

肾者，胃之关也，关门不利，则聚水而从其类也。上下溢于皮肤，故为胕肿①。胕肿者，聚水而生病也。（《素问·水热穴论》）

【注释】

①胕肿：胕音肤；胕肿，即肿胀之意。

【名家论述】

华元化："肾气盛则水归于肾，肾气虚则水散于皮。"

【凡按】

此即《内经》"肾何以主水"之义。多见于慢性肾炎病人，属脾肾阳虚，形寒，便溏，舌淡，脉沉者，宜真武汤加黄芪、肉桂，如肾阴阳两虚，虽肿而口干引饮，腰痛而下肢冷感者宜金匮肾气丸，并宜黄芪、杜仲、菟丝子以代饮。

三十九、虫病类

此主要是指蛔虫病。正确的治疗，来源于正确的诊断。《内经》提出："肘后粗，以下三四寸热者，肠中有虫。"肤粗有热，乃是虫耗津液之诊。后人受其启发，增加了诊察经验，如"睫毛长"、"晨起瞳孔大"、"眼下鼻柱旁有白色斑"、"鼻孔痒"、"上唇系带附近有粟粒状小白点"、"舌中及舌根部出现红色蓓蕾突出于舌苔的表面"、"喜香甜、嗜异物"等。在腹诊上，《内经》提出："心腹痛，懊侬，肿聚，往来上下也，痛有休止，腹热喜渴，涎出者，是蛟蛕也。"

《内经》还指出："虫为下膈，下膈者，食晬时（按：指一日夜）乃出"此指食物吐出，甚至吐出蛔虫及粪水。为蛔虫肠梗阻之征。《内经》复指出："积聚（按：此指蛔虫）以留，留则痛成。（按："乃蛔虫性阑尾炎"）又云："胸胁暴痛，下引少腹，善太息"。这便是胆道蛔虫之诊。有所发现，则有所发明，事物是发展的，不独蛔虫病为然。

（一）概　述

【原文】

肘后粗①以下三四寸热者，肠中有虫。《灵枢·论疾诊

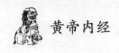

尺篇》)

【注释】

①粗：应据《甲乙》卷四第二上改为"廉"。

【名家论述】

张景岳："肘后粗，三四寸热者，谓三里以下，内关以上之所。此阴分也，其皮肤粗糙，乃阴分有热，故应肠中有虫。"

【凡按】

后世医家以面色诊，舌诊，唇诊判断蛔虫病，可以说是受到此条的启发。

（二）分　述

【原文】

心肠①痛，懊憹作痛，肿聚②，往来上下行，痛有休止，腹热，喜渴涎出者，是蛟蛕③也。（《灵枢·厥病篇》）

【注释】

①心肠：《甲乙经》、《中藏经》"肠"并作"腹"。

②肿聚：腹肿结聚于内，触之如绳索状。

③蛟蛕：蛕音回；蛟蛕者，蛔虫也。蛕、蛔、蛔三字通用。

【名家论述】

张志聪："蛟蜮生于肠胃之中，蛟蜮而为心痛者，六腑之气，亦上通于心也，……肿聚者，虫聚而壅于胸腹之间，上行则痛，归下则安，故痛有休止也。虫瘕蛟蜮，皆感湿热以生聚，蜮故腹热，虫欲饮，故喜渴；虫动则廉泉开，故涎下也。见此诸证。是蛟蜮也。"

【凡按】

根据腹痛、欲饮、喜渴的症状，治宜清中安蛔，健胃助化。宜乌梅丸去姜、附，加白芍、种楝，以虫得椒则麻，得酸则软，得苦则伏。然后，以花椒 10 粒入香油中炸熟，取油 30 毫升口服，润滑以逐下之，此法安全有效。

【原文】

气为上膈者，食饮入而还出，余已知之矣。虫为下膈，下膈者，食晬时①乃出②，……喜怒不适，食饮不节，寒温不时，则寒汁流③于肠中，流于肠中④则虫寒，虫寒则积聚，守于下管⑤，则肠胃充郭，卫气不营，邪气居之。人食则虫上食，虫上食则下管虚，下管虚则邪气胜之，积聚⑥以留，留则痈成，痈成则下管约……痈皮上热。（《灵枢·上膈篇》）

【注释】

①晬时：指一日一夜。

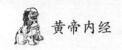

②乃出：食物吐出。

③流：《甲乙经》卷十一第八"流"作"留"，下同。

④于肠中：《甲乙经》卷十一第八无此三字。

⑤下管："管"与"脘"通。

⑥积聚：《甲乙经》卷十一第八"积聚"上有"胜则"二字。

【名家论述】

张景岳："凡伤胃气，则阳虚而寒汁留于肠中，虫寒不行，则聚于下管而肠胃充满也。卫气，脾气也。脾气不能营运，故邪得聚而居之。"

【凡按】

本节先谈"气为上膈"是宾，再着重谈"虫为下膈"是主，饮食不节，寒温不时，是产生蛔虫的内在因素。蛔虫的习性是喜温而恶寒，故虫寒则聚，而向上求温。所以常出现蛔痛吐蛔的病变，甚至出现蛔虫性肠梗阻，"食晬时乃出"是地道不通，肠梗阻的病理反应。六腑以通为用，梗阻则留结成痈，蛔虫性阑尾炎。深则在肠内，浅则在肠外，特征是按之反跳痛而腹皮热。"痈成则下管（脘）约"即痛而导致痉挛，通则不痛，应解其痉挛，按其全身阳性体征或阴性体征，择用大黄牡丹汤或薏苡附子败酱散，其中可以结合驱蛔，如椒、梅、黄连之属。此即通权达变之治也。

【原文】

胸肋暴痛，下引小腹，善太息，虫食甘黄，气客于脾。（《素问·气交变大论》）

【名家论述】

马元台："为胸胁暴痛，下引少腹，善太息，皆肝胆病也。虫之所食，喜甘色黄（按：谷之黄者），皆土气不足之故也。"

任应秋："我的业师余先生，善用乌梅丸治杂病，记得有一次侍诊，半日中曾经四次疏乌梅丸方，一用于肢厥，一用于吐逆，一用于消渴，一用于腹泻。毕诊以后，问难于先生，他说：凡阳衰于下，火盛于上，气逆于中诸证，皆随证施用，腹泻与肢厥两证，均阳衰于下也，故重用姜桂附辛，而去二黄；呕吐一证，气逆于中也，故重用连柏，去细辛，轻用姜附以平之。我从此以后对乌梅丸的运用就灵活多了。"按："用乌梅丸如此，用经方、时方皆然，必须因人因证制宜。

【凡按】

此属脏寒蛔扰，类似胆道蛔虫，治宜温脏驱蛔，可与乌梅丸。喻长荣云：服本方对局部疼痛能得到迅速缓解，但排出蛔虫确不多见。往往于痛止后给服驱蛔药而排出大量蛔虫。

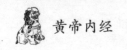
四十、五官病
（眼、耳、鼻、舌、喉）类

《内经》指出："五脏不和则七窍不通"。认为："十二经脉三百六十五络，其血气皆上于面而走空窍。"清·徐灵胎云："病之从内出者，必由于脏腑，病之从外入者，必由于经络。"此乃人之五官归经属脏乃经旨的精髓所在。

《内经》又云："耳者宗脉之所聚也，故胃中空则宗脉虚，虚则下溜（流），脉有所竭者，故耳鸣。"此属听觉器得不到足够的营养，所以东垣立益气聪明汤。但常见的是"暴厥而聋，偏塞闭不通，内气暴薄（迫）也。"此则卒闻巨声而暴聋者，如震破鼓膜，则难复矣。

此外，"一阴一阳结谓之喉痹（按：痹者闭也）"，为临床常见之证候。唐·孙思邈在《千金要方》中首先将头面器官称为"七窍病"，继承了《内经》的学术思想。

（一）概 述

【原文】

肺气通于鼻，肺和则鼻能知臭香矣；心气通于舌，心和则舌能知五味矣；肝气通于目，肝和则目能辨五色矣；脾气通于口，脾和则口能知五谷矣；肾气通于耳，肾和则耳能闻五音矣。五脏不和则七窍不通。（《灵枢·脉度

篇》）

【名家论述】

张景岳："《阴阳应象大论》曰：肺在窍为鼻，心在窍为舌，肝在窍为目，脾在窍为口，肾在窍为耳。故其气各有所通，亦各有所用。然必五脏气和而后各称其职，否则脏有所病，则窍有所应矣。"

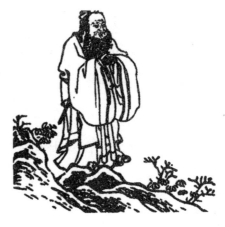

老子画像

【凡按】

鼻为肺之外候，鼻塞治肺，宜葱豉汤；舌乃心苗，舌不知味治心，宜远志、菖蒲；目为肝窍，头风害目治肝，如目痛无光，宜首乌、生地、枸杞以养其阴，桑菊、蒺、藜、胡麻仁以熄其风；中焦伏火，口疮臭秽治脾，宜芳香化浊，与泻黄散；耳聋治肾，宜滋阴潜阳，与六味地黄汤加龙齿、龟板。

刘祖贻治一例耳聋，女，36岁。因脾胃素虚，痰浊内生；复因恼怒，与人争吵后，骤感耳闭耳聋，左耳尤甚，伴口干不欲饮，烦躁失眠，脉弦微急，苔黄白而腻，舌质胖边有齿印。脉微舌胖为脾虚，此为脾虚肝气挟痰上逆阻塞清窍之内闭耳聋。治宜健脾化痰，平肝降逆，与六君子

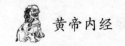

汤加竹茹、双勾、蒺藜、龙齿、牡蛎。《别录》曰"辛荑利九窍"以达病所。服药 3 剂聋闭减轻，再服 14 剂病愈而疗效巩固。此即东垣"脾胃虚则九窍不利"之治也。

【原文】

十二经脉，三百六十五络，其血气皆上于面而走空窍，其精阳气上走于目而为睛①。（《灵枢·邪气脏腑病形篇》）

【注释】

①睛：按"睛"是"精"的误字，"精"明也。

【名家论述】

张景岳："头面为人之首，凡周身阴阳经络，无所不聚，故其血气皆上行于面而走空窍。精阳气者，阳气之精华也，故曰五脏六腑之精气，皆上注于目而为之精。"

【原文】

诸脉者皆属于目……肝受血而能视①。（《素问·五脏生成篇》）

【注释】

①肝受血而能视：肝，《伤寒论》成注卷一、《平脉法》第二、《宣明论方》卷十一引并作"目"。受，《广雅释诂三》"受"，得也。

【名家论述】

吴崑："以经脉考之，膀胱之脉起于目内眦，胃之脉交颊中；胆脉起于目锐眦，大肠之脉贯颊，小肠之脉上颊至目锐眦，其支者至目内眦，三焦之脉至目锐眦，又心脉系目系，肝脉连自系，是诸脉属于目也。"按：肝藏血，开窍于目，肝得血藏则神聚于目而能视。

【凡按】

目为肝窍，瞳子属肾，肝肾阴血亏虚，目昏而视糊者，治宜养血滋阴，与杞菊地黄丸。

【原文】

五脏六腑之精气，皆上注于目而为之精①。精之窠②为眼，骨之精为瞳子，筋之精为黑眼，血之精为络，其窠气之精为白眼，肌肉之精为约束，裹撷筋骨血气之精而与脉并为系，上属于脑，后出于项中。（《灵枢·大惑论》）

【注释】

①精：《千金》卷六上作"睛"，按作"睛"是。

②窠：张景岳：窠者，窝穴之谓。

【名家论述】

张景岳："为之精，为精明之用也，……窠者，目之总称。五脏六腑之精气皆上注于目，故眼为精之窠而五色具焉。瞳子，眸子也，骨之精，主于肾，肾属水，其色

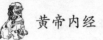

玄，故瞳子内明而色正黑。黑眼，黑珠也，筋之精，主于肝，肝色青，故其色浅于瞳子。络，脉络也。血脉之精，主于心，心色赤，故眦络之色皆赤。窠气者，言目窠之气也，气之精，主于肺，肺属金，故为白眼。约束，眼胞也，能开能合，为肌肉之精，主于脾也。脾属土，所以藏物，故裹撷筋骨血气四脏之精而并为目系，以上出于脑顶之间。"

【凡按】

眼与五脏的关系非常密切，故眼病从整体观点治疗，常收捷效。它如耳聋治肾，鼻塞治肺亦然。

【原文】

夫精明者，所以视万物，别白黑，审短长。以长为短，以白为黑，如是则精衰矣。（《素问·脉要精微论》）

【凡按】

精明，即目神。精，通睛；明，光耀，神采。观本条原文之前有"切脉动静而视精明，察五色"可知。精衰，指精气虚衰，脏腑之精气上注于目，精衰而目失所养，则目视视盲，以长为短，以白为黑。

五脏六腑之精华皆上注于目，所以说"精明五色者气之华也"。善医者察疾病安危，在于谛审人之元气精神，观其人必观其眸子。如精明（目光）有神，虽困无害，若目暗光短，长短黑白，视而不清，甚至"睛定目隐，统号神亡"，病必危殆。

（二）分　述

【原文】

民病伏阳，而内生烦热，心神惊悸，寒热间作。日久成郁，即暴热乃至，赤风瞳翳。（《素问·本病论》）

【名家论述】

《医宗金鉴》："暴风客热者，胞肿疼痛，泪多痒赤，白睛胀起。此证由于内客邪热，外召风邪（按：俗称风火眼），先宜溅洗（按：皮硝、冬桑叶泡水外用）。内治宜清热散风，与菊花通圣散加减。所谓'火郁则发之'是也。"

【凡按】

此症多见于青少年男女，习称"红眼病"，常诊为"病毒性角、结膜炎"例用抗病毒和消炎药治疗。余曾治疗一女性患者，42 岁，按上法治之，月余不愈。来就诊时，双眼结膜淡红有沙涩感，视力模糊，形寒怕冷口不渴而大便溏稀（过服板蓝根，鱼腥草等），舌质淡红、苔白腻、脉弦带浮。此表寒外束，湿郁内生，所渭"寒沙眼"是也。语云："眼无表不发"，不能看到"红眼"就诊为

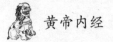

炎症，乃用荆芥、防风、藿香、苍术、晚蚕砂、白蒺藜、夜明砂、五灵脂、生姜、大枣，解表祛湿，疏风活血，调和营卫，7剂汗出而身轻，红退而目明，其中"苍术治目盲，燥脾去湿宜用。"是治病治人的关键药。

【原文】

热病……目不明，热不已者死。(《灵枢·热病篇》)

【名家论述】

张景岳："目不明者，脏腑之精气竭也。热不已者，表里之阴气竭也，故死。"

汪曰祯："此目不明，乃《难经》所谓'脱阴者目盲'也，阴竭而热犹未已，安得不死。"

【凡按】

热病，目不明，即《伤寒论·阳明篇》"目中不了，睛不和"之证，治宜急下存阴，若坐误病机，致热不已者，则阴竭阳亡而死。若大便难者，此为实也，急下之，宜大承气汤或增液承气汤。

【原文】

肝病者……虚则目䀮䀮[①]无所见，耳无所闻，善恐，如人将捕之，取其经，厥阴与少阳，气逆，则头痛耳聋不聪，颊肿。取血者。(《素问·脏气法时论》)

【注释】

①眃：《玉篇·目部》："眃"，目不明。"

【名家论述】

张景岳："目为肝之窍，肝脉上入颃颡，连目系，肝与胆为表里，胆脉从耳后入耳中，故气虚则目无所见，耳无所闻也。肝虚则胆虚，故气怯而善恐……气逆于上则上实，故头痛耳聋颊肿，盖肝脉与督脉会于巅，下颊车也。治者，当取其经血盛之处，随其左右，有则刺而泻之。"

【凡按】

《内经》既云："虚则目眃眃无所见"。又云："气逆于上则上实，故头痛、耳聋、颊肿。"虽"虚"、"实"在条文中并提，但气虚是病本，气逆是病标。所谓气虚者指脾胃之气也，脾胃一虚，则耳、目、口、鼻，俱为之病，脾胃一健，则降逆升清，而气逆所致头痛、耳聋、颊肿之病愈矣。

【原文】

邪其精①，其精所中

《素女经》

2227

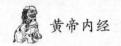

不相比也则精散，精散则视歧，视歧则见两物。(《灵枢·大惑论》)

【注释】

①邪其精：《甲乙经》、《太素》、《千金方》"精"均作"睛"，宜从。

【名家论述】

张景岳："邪气中于风府、天柱之间，乘其虚则入脑连目。目系急，则目眩睛邪，故左右之脉互有缓急，视歧失正，则两睛之所集中于物者，不相比类而各异其见，是以视一物为两物。"

【凡按】

眼复视，多见于脑部占位性病变。

【原文】

气脱者，目不明。(《灵枢·决气篇》)

【名家论述】

张景岳："五脏六腑之阳气，皆上注于目而为之精，故阳气脱，则目不明。"

【凡按】

据《千金方》、《普济方》"精"均作"睛"。属气虚目昏者，治宜益气升阳，与补中益气汤去升、柴，加枸杞、菟丝子。清·冯楚瞻云："小病治气血，大病治阴阳"

五官科也不例外。余治一例暴病眼赤，专科治之月余，眼胞肿消而球结膜瘀红不退，眼际缩小而沙涩难开。形寒便溏而尿清，口喜热饮，舌质淡，苔润白，脉沉细，此乃拘于"眼赤"的现象，忽视"脾虚"的本质，用药过于寒凉，"始传热中，末传寒中"，所谓"热病未已（按：表现为结膜瘀红），寒证又起（按：表现为形寒便溏）"。采用附子理中汤，在苍术易白术，加桂枝以温通经络之寒凝，五灵脂、夜明砂化球结膜之瘀阻，白蔻衣，晚蚕砂以廓清沙涩之云雾，西砂仁、鸡内金助消化以达药力，5剂形寒便溏止，10剂眼赤全消。改用《金匮》肾气丸，"益火之原以消阴翳"而愈。

【原文】

五十岁，肝气始衰，肝叶始薄，胆汁始灭^①，目始不明。（《灵枢·天年篇》）

【注释】

①灭：《太素》、《甲乙经》均作减。

【凡按】

《脉经》："肝之余气，溢于胆，聚而成精汁。"精汁即胆汁，肝胆气弱，故目始不明，民间盲目生服青鱼胆以求明目，常因此中毒死亡。治宜补肾以养肝，与杞菊地黄丸。

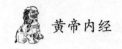

【原文】

上气不足，脑为之不满，耳为之苦鸣，头为之苦倾①，目为之眩。（《灵枢·口问篇》）

【注释】

①头为之苦倾：头无力支撑而低垂，气虚而不能充养于上，故为诸见证。

【凡按】

头脑不满而倾垂，耳目失聪而苦鸣眩，其病仍在于中气不足，故东垣有"脾胃虚则九窍不通"之论，抓住了问题的实质，体现了全身病变在局部的反映，故东垣立有益气聪明汤，可见一斑。宋代名医杨潜邨根据"头倾视深"这一特点与参附养营汤，益气养血以培元。此证多见于小儿与老人，张山雷附于《钱氏儿科案疏》可参。

【原文】

耳者宗脉之所聚也，故胃中空则宗脉虚，虚则下，溜脉①有所竭者，故耳鸣。补客主人②，手大指爪甲上与肉交者也。（《灵枢·口问篇》）

【注释】

①溜脉：溜，流行之意。溜脉即流行的经脉。

②客主人：《针灸学辞典》："客主人"即"上关"穴。位于颧弓上缘。

【名家论述】

张景岳:"手足三阳三阴之脉皆入耳中,故耳亦宗脉之所聚也。阳明为诸脉之海,故胃中空则宗脉虚,宗脉虚则阳气不升而下溜,下溜则上竭,轻则为鸣,甚则为聋矣。然少阳太盛壅窒为鸣者亦有之,但虚者渐而实者暴,虚者多而实者少,其辨在有邪无邪耳,学者当推广之。客主人,足少阳经穴,为手足少阳足阳明之会,手大指爪甲上者,手太阴之少商穴,为肺气所出之井,故皆当补之以助阳气。"

【凡按】

本条要义在于胃中空则宗脉虚,宗脉虚则清阳之气下溜而不升,故阴精不得上奉,所以耳中鸣响,除针刺用补的手法以升阳气外,如用方药,可与归脾汤。本方归芪四君,补气以生血,远志、枣仁、龙眼肉养心以安神,姜枣以和营卫。张石顽云:木香入脾以疏其壅滞之气,可归脾之向导也。

【原文】

暴厥而聋,偏塞闭不通,内气暴薄①也。(《素问·通评虚实论》)

【注释】

①薄:《淮南子·精神训》高注"薄,迫也。"

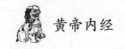

【名家论述】

高士宗："卒然厥逆，不通于上，则暴厥而聋，不通于下，则二便不调，偏闭塞不通，此暴忧内因之病，故曰内气暴薄也。"

【凡按】

"血之与气并走于上则为大厥，厥则暴死，气复反则生。本条证是其小厥，故不暴死而暴聋，所以说"暴厥而聋"。治宜从阴引阳，与磁朱六味丸，若大便秘者，本方加肉苁蓉、草决明，地道一通则暴厥之气下降矣，卒闻巨声而暴聋者准此，震破鼓膜者例外。

【原文】

太阳所谓耳鸣者，阳气万物，盛上而跃，故耳鸣也。（《素问·脉解篇》）

【名家论述】

张志聪："春三月所谓发陈，天地万物之气，皆上盛而跃，而人之阳气，亦盛于上，是以经脉上盛而耳鸣也。"

【凡按】

上盛者其下必虚，治宜从阴引阳，养其肝肾之阴，结合潜镇之品，如龙龟六味地黄汤之类。其见证必舌红、口干、烦躁、失眠，常因烦劳紧张而发，服药之外，宜内观静养以存其真。

【原文】

有病口苦……名曰胆瘅。夫肝者中之将也，取决于胆，咽为之使。此人者，数谋虑不决，故胆虚气上溢，而口为之苦。治之以胆募俞。（《素问·奇病论》）

【名家论述】

张志聪："肝者将军之官，谋虑出焉。胆者中正之官，决断出焉。夫谋虑在肝，决断在胆。故肝为中之将，而决取于胆也……谋虑不决，则肝气郁而胆气虚矣。胆之虚气上溢，而口为之苦矣。"

【凡按】

此属胆虚痰热上溢，证见虚烦惊悸，口苦呕涎，治宜和胃利胆，与竹茹黄连温胆汤。以黄连泻热除其口苦，橘皮、竹茹止其呕吐，半夏、茯苓去其痰涎，则虚烦惊悸自己。

【原文】

足阳明之脉，……是主血所生病者……，鼽衄、口㖞唇胗①。（《灵枢·经脉篇》）

【注释】

①胗：《脉经》、《甲乙经》、《千金》并作"紧"，宜从。

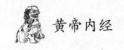
【凡按】

阳明为多气多血之经，阳明之脉行于面，"食入于阴，长气于阳"，常为鼻衄的促发因素，口眼㖞斜之症，多由风痰阻络所致。足阳明之脉，挟口环唇，足太阳之脉，起于目内眦。阳明内蓄痰浊，太阳外中于风，则受邪的一侧，因络脉之气痹阻塞，呈松弛状态。健侧气血运行如常，肌张力较高；缓者为急者所牵引，故成口眼㖞斜之症。治宜祛风化痰，可与苓桂术甘汤加黄芪、半夏、天麻、白芷、全虫，外用蓖麻仁30克、附片10克，研粉用醋调，加入肉桂油1~2滴和匀敷患侧。

【原文】

五气入鼻，藏于心肺，心肺有病，而鼻为之不利也。（《素问·五脏别论》）

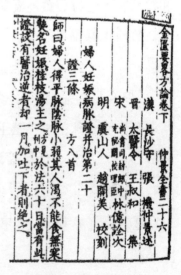

《金匮要略》文摘

【名家论述】

张景岳："此言五气入鼻藏于心肺者，气为阳也，鼻为肺之窍，故心肺有病而鼻为之不利。"

【凡按】

张洁古云："视听明而清

凉，香臭辨而温暖。"肺开窍于鼻，鼻和则不涕、不塞，能辨香臭。而鼻之和在于肺气的温和，心阳的温暖，气血之畅通也。

【原文】

胆移热于脑，则辛頞①鼻渊者，浊涕下不止也，传为衄蔑②瞑目③。（《素问·气厥论》）

【注释】

①辛頞：頞音饿，指鼻梁；辛頞，即鼻梁处有辛辣感。

⑦衄蔑：蔑音灭；衄蔑皆为鼻血，但甚者为衄，微者为蔑（污自）。

③瞑目：指目合而不明。

【名家论述】

张景岳："胆之经脉，起于目锐眦，曲折布于脑后，故胆移热于脑，则脑液下渗，化为浊涕，涕下不止，如彼水泉，故曰鼻渊也。"

华玉堂："'胆移热于脑，令人辛頞鼻渊'，是知初感风寒之邪，久则化热，热郁则气痹而塞，涕下不止，治宜开上宣郁，用苍耳子散，叶天士先生佐以荷叶边、苦丁茶、蔓荆、连翘之属以治之。如纯属内热则宜清凉，如本证'脑热鼻渊'则宜山栀、石膏、滑石、夏枯草、青菊叶、苦丁茶之属。取苦辛凉散郁之法也。"

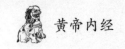

【凡按】

属湿热郁结而浊涕发臭者宜藿胆丸，利胆以芳香化浊。如久病鼻渊流清涕不止，形寒便溏者，属胆虚水冷，宜真武汤加苍耳子、辛荑、白芷，标本兼治，以治本为主。衄蔑反复不止，宜六味地黄汤加牛膝、砂仁。目瞑者宜柔剂养阳，与金匮肾气丸。

【原文】

重舌，刺舌柱以铍针也。（《灵枢·始终篇》）

【名家论述】

张景岳："舌下生小舌，谓之重舌。知柱即舌下之节如柱者也。当用第五针曰铍针者刺之。"

丹波元简："刺出恶血也。"

《医宗金鉴》："'重舌舌下血脉胀'，此由心脾蕴热，循径上冲舌本，遂令舌下血脉胀起，如小舌状，故名重舌。宜用冰硼散搽之以取涎散血。"

【凡按】

此言刺重舌之法，也可取金律、玉液二穴。此症多由心脾积热所致，但刺时不要伤血管，宜铍针避开血管，浅表点破，且刺出之液不一定是恶血，而更多的是鸡子清样的涎液。内服六神丸，外搽紫金锭。余治一例舌下囊肿如桃核大，即《金鉴》所谓之"痰核"。以铍针刺破出涎如鸡蛋清，涎尽而肿消，并治多例获效。如山乡僻壤无六神丸、紫金锭，即以食盐水反复噙漱，吐去余涎，盐水不仅引吐风涎，且有消毒防腐作用。

【原文】

一阴一阳结谓之喉痹。（《素问·阴阳别论》）

【名家论述】

张景岳："一阴，肝与心主也。一阳，胆与三焦也。肝胆属木，心主与三焦属火，四经皆从热化，其脉并络于喉，热邪内结，故为喉痹，痹者，闭也。"

【凡按】

此证之关键在于"痹者闭也"，喉闭则危在顷刻，宜急救开关，与雄黄解毒丸（雄黄、郁金、巴豆），丸如绿豆大，每服9丸，小儿酌减，祛其病理产物之痰涎，使上下分消而缓解。同时针刺少商，以减轻咽喉压迫。余用此法治多例屡效。

更有发病多而常见者为慢性咽喉炎和慢性口腔炎《喉科紫珍》云"虚火喉疼，不肿不红壅塞，治非实例，忌寒忌刺忌攻风。"其临床特点：病程久，反复发作，咽喉淡红，吞食不痛，饮水痛，舌质淡胖苔润白，脉细弱，口虽干不喜欢而多涎唾，大便正常，小便清，两足常冷。此属虚火上浮，治宜引火归元、宜用《金匮》肾气丸，俞长荣云："上病下取《金匮》肾气丸必用肉桂以引火归原。"

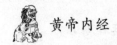
慢性口腔溃疡亦同此治法，以为"炎症"不论新久均用寒凉非其治也。雍履平善用肉苁蓉治疗复发性口疮，认为本品味甘微温既温肾阳又益肾阴，治肾气亏虚复发性口疮最为合拍，可参。

【原文】

咽喉①者，水谷之道也。喉咙者，气之所以上下者也。会厌者，音声之户也。口唇者，音声之扇也。舌者，音声之机也。悬壅垂者，音声之关也。颃颡②者，分气之所泄也。横骨③者，神气所使，主发舌者也。故人之鼻洞④涕出不收者，颃颡不开，分气失也。……人卒然无音者，寒气客于厌，则厌不能发，发不能下至，其开阖不致（利），故无音。（《灵枢·忧恚无言篇》）

【注释】

①咽喉：喉，按喉字衍；咽，咽物也，与"水谷之道"义贯。

②颃颡：即后鼻道，气由此分出于口鼻，故曰分气之所泄。

③横骨：附于舌根部的软骨。

④鼻洞：鼻外孔。

【名家论述】

张景岳："颃颡之窍不开则清气不行，清气不行则浊液聚而下出，由于气分之失职也……寒气客于会厌，则气

2238

道不利，既不能发扬而高，又不能抵抑而下，开合俱有不便，故卒然失音。"

【凡按】

声音之户，声音之扇，声音之机，声音之关，说明发音是多方面机能形成的，故有喉暗、舌暗之别，舌暗多见于风痱，宜河间地黄饮子。喉暗见于寒气客于会厌，宜温经散寒，与麻黄附子细辛汤。余治1例童养媳，被逐外露一夜，次晨不能发声，视其面惨而会厌苍白，给予蜜炙附片噙之，吐涎甚多，助以姜汤内服，并温覆其体，次日声出而愈。如用声喉过度，阳亡则声不出，治宜益气养阳，与东垣参芪甘草汤加木蝴蝶。如劳损声喉肺肾两虚，而声音嘶哑者，宜益气养阴的琼玉膏；声音不出者，宜人参蛤蚧散。如属喉癌，另行论治。

【原文】

精脱者，耳聋；气脱者，目不明；津脱者，腠理开，汗大泄；液脱者，骨属屈伸不利，色夭，脑髓消，胫痠，耳数鸣；血脱者，色白，夭然不泽，其脉空虚，此其候也。（《灵枢·决气篇》）

【名家论述】

张景岳："肾藏精，耳者肾之窍，故精脱则耳聋。五藏六腑精阳之气，皆上注于目而为睛，故阳气脱则目不明。汗，阳津也，汗大泄者津必脱，故曰亡阳。液所以注

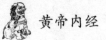

骨益脑而泽皮肤者，液脱则骨髓无以充，故屈伸不利而脑消胫痠。皮肤无以滋，故色枯而夭。液脱则阴虚，故耳鸣也。血之荣在色，故血脱者色白如盐，天然不泽谓枯涩无神也。脉贵有神，其脉空虚，即六脱之候。"

【凡按】

"精气神"人之三宝，精气脱于下，则聪明失于上。可见"滋苗者必溉其根，伐下者必枯其上"，可知耳聋、目不明之治法，在本不在标。

四十一、妇科病（经、带、胎、产）类

《内经》提出："女子带不瘕聚"。"不孕、癃、痔"，均属于任脉与督脉之为病。开叶天士妇女病必究奇经之先河。月经病为妇科常见。《内经》曰："二阳之病发心脾，有不得隐曲，女子不月。"说明月经与整体的关系。对妇女危害性最大者为暴发崩漏，《内经》指出："阴虚阳搏谓之崩。"乃血热妄行之证，治宜清热、凉血、益阴、泻阳。如阳虚阴离之崩，则宜补气以统血，或温阳以摄血。

《内经》对妊娠之诊，尤为精细。如"何以知怀子之且生也？曰：身有病（按：指妊娠反应），而无邪脉（按：指脉象正常）。"特别是"妇人重身，九月而瘖"的预后判断非常准确，也说明经络与内脏的关系是紧密联结的。

至于"石瘕",即类似于子宫肌瘤及卵巢囊肿。"肠覃",莫文泉认为,"肠覃"之覃,乃蕈字之省文,蕈属菌类,即"瘕而内着,息肉乃生"之证。至其"腹大如怀子之状",而"月事以时下",则是肠外疾病而非胎孕也。此类疾病现代为多见,以证经言可据。

（一）概　述

【原文】

任脉为病……女子带下瘕聚。（《素问·骨空论》）

督脉为病……其女子不孕,癃痔①。（《素问·骨空论》）

【注释】

①痔：《太素》卷十,督脉杨注："有本无痔字"。

【名家论述】

张景岳："此在女子为带下、瘕聚、不孕、癃痔。虽任督所生,实有冲脉参与。任脉者,女子得以任养也。冲脉者丽于阳明,吸取后天营养,故有'血海'之称。督脉者以其督领诸经也,且此三者皆由阴中而上行,故其为病如此。"

【凡按】

清·叶天士云："经水必诸路之血,贮于血海而下,其不致崩决淋漓者,任脉为之担任,带脉为之约束,督脉

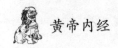

以总督其统摄，证固是虚，日饵补药不应者，未达奇经之理耳。"此叶氏引而不发之旨，可从《临证指南医案》中寻绎之。

（二）分　述

【原文】

二阳之病发心脾①，有不得隐曲②，女子不月；其传为风消③，其传为息贲④者，死不治。（《素问·阴阳别论》）

【注释】

①心脾：郭霭春："心脾"：《太素》卷三《阴阳杂说》"脾"作"痹"。

②不得隐曲：按"隐曲"一词在本书中有五见，综观五处经文，"隐曲"当指前阴或大小便疾患。《礼记·少仪》"不窥密"郑注："密，隐曲处也。"

③风消：身体消瘦，犹风之消物，故名"风消"。

④息贲："贲"为"奔"之假借字，指喘息气逆。

【名家论述】

张景岳："二阳，阳明也，为胃与大肠二经。然大肠小肠皆属于胃，故此节所言则独重在胃耳。盖胃与心，母子也，人之情欲本以伤心，母伤则害及其子。胃与脾，表里也，人之劳倦本以伤脾，藏伤则病连于府，故凡内而伤神，外而伤形，皆能病及于胃，此二阳之病，所以发于心脾也。"

【凡按】

"二阳之病发心脾"，王冰注："肠胃发病，心脾受之。"张景岳谓"先有心脾之病而后波及胃肠"。郭霭春云"脾"、"痹"声形易误，胡天雄曰"脾是痹的古文通假字，心脾即是心痹"。"心痹"是病名，与各节文例合。阳明何以发"心痹"？盖阳明属胃，为水谷之海，如有病，则不能化生精液，奉生心血，血不足则脉不畅，故发"心痹"。胃肠有病，则肾虚隐曲不利，化源少而月经不至，营养差而肌肉消瘦。李中梓云："胃病则肺失所养，故气息奔急。"

巫君玉云："景岳之注不可废也，思虑伤心脾而致消化系统病者亦屡见，其能为风消者，五志化火也。"以上二说宜并存。

余治吴冰心，女，因独自经营，操劳焦虑过甚，患冠心病室性早搏、二联律。心闷气短，心忡心慌，不思饮食，由神消导致形消，体重日益减轻。从二阳之病发自心脾着眼，与归脾汤重用黄芪建中益气以通脉养心而愈。本方加灵脂炭，蒲黄炭、荆芥炭，治功能性子宫出血，淋漓不止而有瘀黑凝块少腹胀痛者，此属高凝出血，气虚下陷致瘀阻不化。《本草从新》云："人参合五灵脂，扶正祛瘀，相恶效更奇。"数剂之后，排出瘀块而血止，仍以此

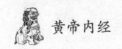

方去"三炭"加仙鹤草而收功，余用之屡效。朱良春云："仙鹤草止中有行，兼拢活血之长鲜为人知。"

归脾汤的国外研究表明，多种血液病（主要为再生障碍性贫血和血小板减少性紫癜）用归脾汤或加味归脾汤有效。动物实验证明，归脾汤有直接促进骨髓增殖的作用。近人叶琼花报告："归脾汤对血压有双向调节作用。"可供参考。

【原文】

月事不来者，胞脉①闭也，胞脉者属心而络于胞中，今气上迫肺，心气不得下通，故月事不来也。（《素问·评热病论》）

【注释】

①胞脉：胞，即子宫；胞脉即子宫的络脉。

【名家论述】

高士宗："胞脉主冲任之血，月事不来者乃胞脉闭也。中焦取汁，奉心化赤，血归胞中，故胞脉者，属心而络于胞中，今气上迫肺，心气不得下通，故月事不来。冲脉任脉皆起于胞中……月事不来，由于胞脉之闭。"

【凡按】

本条应注意"中焦取汁，奉心化赤，血归胞中"的生理现象及"心气不得下通，故月事不来"的病理变化，此属于忧思气结而形成的血虚经闭，治宜益气养血安神，与归脾汤，并用语言解其思想上的郁结。

【原文】

有病胸胁支满者，妨于食，病至先闻腥臊，臭出清液，先唾血，四肢清，目眩，时时前后血，……病名血枯，此得之年少时，有所大脱血；若醉入房中，气竭肝伤，故月事衰少不来也。……以四乌贼一藘茹二物并合之，丸以雀卵，大如小豆，以五丸为后饭，饮以鲍鱼汁，利肠中及伤肝也。（《素问·腹中论》）

【凡按】

此段经文，全重在"气竭肝伤"四字，为通节八个症状的纲领，支满肝气上逆也，妨于饮食，肝邪犯胃也。血枯，是内有干血，血结胞门也。指出治疗方法，乌贼骨即海螵蛸，主带下崩漏；藘茹（茜草代）能止血治崩，活血通脉；雀卵——麻雀卵，能补益精血，亦主男子阳萎不起；鲍鱼即淡干鱼，此鱼古今有三种，即：鳙鱼、石首鲫鱼、白鲞，气腐味厚，故引药益下焦而利肠中。此因热利导之法也。叶天士云："考内经胸胁支满妨食，时时前后血，特制

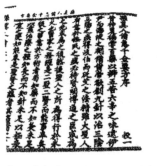
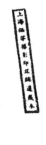

《备急千金要方·序》

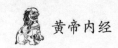

乌贼丸，咸味就下，通以滞涩，更以鲍鱼之秽浊气味为之导引，同气相需，后贤谓暴崩暴漏，宜温宜补，久崩久漏，宜清宜通，正与圣经相符"，是治崩漏着眼于奇经也。

【原文】

阴虚阳搏谓之崩。（《素问·阴阳别论》）

【名家论述】

张景岳："阴虚者，沉取不足，阳搏者，浮取有余。阳实阴虚，故为内崩失血之证。"

张志聪："阴虚阳盛，则迫血妄行。"

【凡按】

本证多见舌红、苔黄，脉浮取有余，沉取不足，崩漏不止而心烦，可类比《素问·离合真邪论》："天暑地热，则经水沸溢"，正如景岳所云："阳实阴虚，故为内崩失血之证。"多见心烦、失眠、舌红、苔黄，宜先用黄连阿胶汤。其方中芩、连泻热以坚阴，胶、芍滋阴平肝以止血，鸡子黄不但养阴且能宁神，再加灵脂炭、蒲黄炭、荆芥炭、女贞子、旱莲草，则止而不凝，活而不乱，一般 2 ~ 3 剂血止心安，继宜养阴潜阳，与三甲复脉汤善后。此先清后滋之法也。

【原文】

何以知怀子之且生也？岐伯曰：身有病而无邪脉也。

（《素问·腹中论》）

【名家论述】

张景岳："身有病，谓经断恶阻之类也。身病者脉亦当病，或断续不调，或弦涩细数，是皆邪脉，则真病也。若六脉和滑，而身有不安者，其为胎气无疑矣。"

【凡按】

怀子之且生，指怀孕至临产。之，至也；且，将也。身有病，指恶心呕吐，择食厌食，疲乏无力等妊娠反应。治宜安胎和气，与香砂六君子汤。方中木香以藿香易之和胃止逆。

【原文】

妇人手少阴脉动甚者，妊子也。（《素问·平人气象论》）

【名家论述】

杨上善："手少阴脉，心经脉也。心脉主血，女子怀子，则经血外闭不通。故手少阴脉内盛，所以动也。"

【原文】

阴搏阳别谓之有子。（《素问·阴阳别论》）

【名家论述】

张志聪："阴搏者，尺脉滑利而搏击应手。阳别者，与寸口之阳似乎别出而不相贯，此当主有妊，盖有诸内，

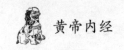

而是以尺脉滑利如珠也。"按：上条属妊娠初期之诊，以月事停而外闭不通，故手少阴脉内盛，所以寸口脉动甚。下条指妊娠末期，尺脉滑利如珠，系胎元内聚而脉盛于下，有时同时出现也，但病脉之滑与孕脉之滑似同而实异，宜有以辨之。

巫君玉："记脉之书，均谓滑为孕脉。夫滑，肥人湿胜者有之，痰盛者有之，发热者亦有之，何以为别乎？盖孕脉之滑，确乎如珠走盘，搏指圆利而续续以来，三指不移而指下如循琅玕；他疾之滑：或滑而大，或滑而数，或滑而浮，可与外证之不同者分见、兼见，且必无孕脉之圆利分明、断续均匀之感。"按：此辨极明析，再参以妊娠反应，则信而有征矣。

《医宗金鉴·四诊心法要诀》："滑疾（数）而散，胎已三月"。

【凡按】

现代研究，胎儿长到 16 周时，即在找感觉，小生命可以感觉到外面的事情，尽管这些感觉是无意识的。父母越是关心胎儿，对胎儿来说就越好。在怀孕的后期，胎儿可以清楚地听到响声，如说话的声音和音乐。我国经典著作《礼记·保傅篇》早已提出"胎教"一词。唐·孙思邈《千金方·养胎论》就有记载："胎儿逐物变化，禀质未定"的说法，认为妇女妊娠三月，胎儿尚未定型，具有相当大的可塑性，一旦外界给予影响，都会使胎儿的形象、品格、性情发生变化。因此，他指出：孕妇应当"割不正不食，席不正不坐，弹琴瑟，调心神，和性情，节嗜欲，庶事清净。"只有这样所生婴儿才能聪慧无疾，贤明、端正、寿老。这些都说明"胎教"从妊娠三月就开始，是有科学依据的。

【原文】

人有重身，九月而暗，……胞之络脉绝也，胞络者系于肾，少阴之脉，贯肾系舌本，故不能言。……无治也，当十月复。（《素问·奇病论》）

【名家论述】

张志聪："盖妊至九月，胞已长足，设有碍于胞络，即使阻绝而不通，夫声音之道，在心主言，在肺主声，然而肾间之动气上出于舌，而后能音声，故曰舌者音声之机也。胞之脉络系于肾，足少阴之脉贯肾系舌本，胞之络脉阻绝，则少阻之脉亦不通，是以舌不能发音而为瘖矣，十月胎出，则胞络通而音声复矣。"

【凡按】

《内经》论子暗，"无治也，当十月复"，

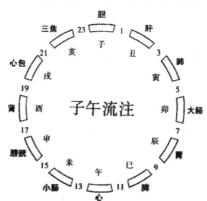

子午流注

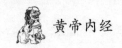

真是历经不爽，可见著书源于实践非空论也。

【原文】

石瘕生于胞中，寒气客于子门①，子门闭塞，气不得通，恶血当泻不泻，衃以留止②，日以益大，状如怀子，月事不以时下。皆生于女子，可导而下。(《灵枢·水胀篇》)

【注释】

①子门：《千金》卷二十一第四，《普济方》卷一百九十一·水病门总论并作"子宫"。

②衃以留止：衃音胚，凝败之血也，子门闭塞，则衃血留止，其坚如石，故曰石瘕。

【凡按】

石瘕生于胞门，日益以大，状如怀孕，类似于子宫肌瘤及卵巢囊肿，治法"可导而下"。导法有二，一是内服药，宜养正以除积，可与归芪六君子汤加蛭桂散、菝葜、海藻、荜澄茄、鸡内金。一是外用敷药，方用大戟、芫花、甘遂等为末，醋调敷于肌瘤的局部表面，以甘草煎浓汁外围涂一圈，敷药勿近甘草、次日缩小，仍上此药，法如前，瘤肿自然焦缩。如对药物过敏，先涂凡士林护肤。余治此，常用上述内服药，导下瘀黑血块，肿块缩小，逐渐消失而愈。

【原文】

肠覃何如？岐伯曰：寒气客于肠外，与卫气相搏，气不得荣，因有所系，癖而内著，恶气乃起，瘜肉①乃生，其始生也，大如鸡卵，稍以益大，至其成如怀子之状②，久者离岁，按之则坚，推之则移，月事以时下，此其候也。（《灵枢·水胀》）

【注释】

①瘜肉：恶肉。

②怀子之状：尤在泾："瘜肉蔓延，与肠相着，瘜肉渐大，则消之非易，故曰如'怀子之状'，久者经历年岁，故曰'离岁'。"

【名家论述】

张景岳："覃，延布而深也，寒气与卫气相搏，则蓄积不行，留于肠外，有所系着，故为瘕积也，息肉生，病日以成矣……寒气客于肠外，不在胞中，故无妨于月事。"

莫文泉："肠覃既生息肉，则有形矣。但覃乃延长之义，如病状何取？当为蕈之省文。《广韵》、《玉篇》并云："蕈，之任反，地上菌也，病之蕈名者，盖取肠外息肉生如蕈状，后世咽菌、阴菌等名准此，读当寻上声，不当如字读，古覃、蕈二字相通……此蕈则当训菌。'"（《研经言》）

【凡按】

莫文泉认为："肠覃"之"覃"乃"蕈"字省文，宜从。蕈属菌类，即"癖而内着，息肉乃生"之症，由于寒

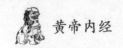

气客于肠外，血凝气滞而成，治宜养正除积，与香砂六君子汤，加蛭桂散、菝葜、龙葵、瓦楞子（锻红，焠制3次）、常春藤、荜澄茄、鸡内金，此标本兼治而重在治本，常验。薏苡仁具有抗肿瘤的作用，每日30～60克煮粥吃，许多肿瘤患者，尤其是手术、放疗、化疗之后，坚持服用本品，体力逐渐恢复，抗病能力提高。

四十二、外疡病类

《内经》指出："喜怒不测，饮食不节，阴气不足，阳气有余，营气不行，乃发为痈疽"。此高度概括了疡科疾病的病因病机。并补出疮疡多发的季节性，如"大暑流行，甚则疮疡燔灼。"以其感染的机会多，此从果以推因也。常见多发的淋巴节肿大，《内经》反复言之，如"寒热瘰疬在于颈腋。""鼠瘘之本，皆在于脏，其末出于颈腋之间。"本病常见于多思善郁之妇女及气血未充之儿童。古用针刺疗法，近代内外兼治。

《内经》更注意到"脱疽"的症征，和"治之不衰，急斩之"的断然措施。还有"膏粱之变，足生大疔"，皆为疡科险症。明·汪机主张"外病必兼内治"。清·陈实功主张，"外科以调理脾胃为要"。认为"托里，则气血壮而脾胃盛，使脓秽自排，毒气自解，死肉自溃，新肉自生，饮食自进，疮口自敛。"此治病治人，乃《内经》引而未发之旨。

（一）概　述

【原文】

火郁之发，……民病少气，疮疡痈肿。（《素问·六元正纪大论》）

【凡按】

发于外，则歉于内，故见疮疡痈肿而少气。治宜清火托毒，先用五花地丁饮，次与黄芪六一汤。

【原文】

大暑流行，甚则疮疡燔灼。（《素问·五常政大论》）

大暑流行，乃自然界之湿热熏蒸，诸痛痒疮皆属心火，此人体内之蕴热也，兼之皮表暴露，感染机会特多，故易病疮疡燔灼之证，此皆疮疡发病的自然因素也。如皮肤疮疡湿疹反复发作，浸淫成片，黄水滋蔓，搔痒不已，消炎抗菌内外兼治久不愈者，宜按"治风先治血，血行风自灭，""风无湿不恋"的治则用药。方：荆芥、防风、蝉衣、赤芍、丹皮、土茯苓、甘草、苡仁、晚蚕砂、藿香、天丁、刺蒺藜，如反复不愈的患者必须重用黄芪行经托毒，排泄于皮肤，诚疮家圣药也。坚持服本方的疗效规律是：先发出，后消失，而疗效达到巩固。

【原文】

病之生①时，有喜怒不测，饮食不节，阴气不足，阳

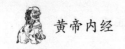

气有余，营气不行，乃发为痈疽。阴阳②不通，两③热相搏，乃化为脓。（《灵枢·玉版篇》）

【注释】

①之生：《太素》作"生之"。

②阴阳：《甲乙经》此下并有"气"字。

③两：《甲乙经》作"而"字。

【名家论述】

杨上善："痈生所由，凡有四种：喜怒无度，争则气聚，生痈一也；饮食不依节度，纵情不择寒温，生痈二也；脏阴气虚，腑阳气实，阳气实盛，生痈三也；邪客于血，聚而不行，生痈四也。痈疽一也，痈之久者败骨，名曰疽也。"

【凡按】

痈疽的形成，常因喜怒无度，或饮食不节，造成体内阴阳失调，营气郁滞与阳热相搏而成痈脓。应注意情志的演变，如乳腺肿块，多生于情怀郁结。特别是不洁的饮食，易发生内痈，更须预防外来的感染，以避免诱发因素。

余无言治急性肠痈呈阳性症征者，用大黄牡丹皮汤以栝蒌仁易冬瓜仁重加"肠痈秘方"——红藤30克，加酒一杯煎服。或以此方加减治疗肠痈化脓病灶。如便通痛减，本方去硝黄加地丁、银花以善后。此方红藤活血化瘀，栝蒌仁滑以去着，所以良效。

言庚孚治一例，男，38岁，患阿米巴脓疡，先后6次行肝穿刺，使用依米丁、氯喹啉 10 天，病无转机。高烧持续不退，右胁疼痛，深吸气时加剧，口渴喜饮，腹胀，大便不通，小便黄赤，脉来弦数，舌质红，苔黄腻，历时已半月余，证属湿热内蕴，结于脏腑，虫毒为痛。治以通腑泻毒，清热除湿，杀虫消痛，治分两路：①先用番泻叶 12 克，开水浸泡，凉后去渣，一次服尽，日服二次，大便通后即止，继用下方。②苦参 15 克、淡黄芩 10 克、土茯苓 15 克、绵茵陈 15 克、鱼腥草 12 克、金银花 12 克、连翘 10 克、赤芍 15 克、生甘草 5 克。首服泻叶后，泻奇臭便，随即高烧退，当尽服苦参方 4 剂后，症状全部消失，后未复发。王天民说，捷效的关键在于使用了民间通便的番泻叶，所谓"通则不痛"、"热随利退"矣。

【原文】

营气不从，逆于肉理，乃生痈肿。(《素问·生气通天论》)

【名家论述】

吴崑："不从，是不顺也。肉理，腠理也，营逆则血郁，血郁则聚热而脓，故为痈肿。"按：前者重在病因，特别指出不从、不顺的内在因素。后者重在病机，指出肉里营逆的内在演变。外疡中牵延不愈者为附骨疽，即现代医学之慢性骨髓炎。

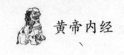

【凡按】

李元熹治 1 例慢性骨髓炎，女，11 岁。营气不从逆于肉里，毒邪内窜入骨所致。曾行深部排脓，术后创口不愈，形成漏管 5 处，左胫骨粗大，创面紫黯，脓水清稀恶臭，形体消瘦。舌质黯红，苔薄黄腻，脉细数无力。X 线摄片，示有死腔、死骨存在。治宜益气活血，通络托毒，内服清骨汤，外用祛腐拔毒、生肌敛疮的骨髓丹。内外兼治 10 日后，创面腐肉减少，色泽转鲜，疼痛缓解。2 个月后患肢下段漏管消失，中段创口排出死骨 1 块，4 个月后创口先后愈合，胀痛消失，未再复发。"钟时珍评：读此，能不赞叹中医疗效之神奇。

骨髓丹，方中的青梅敛肌平胬，蟑螂破瘀化积，蟾酥丸拔管提脓，麝香、冰片芳香通络以化浊。其另一资料无蟾酥丸，有红升丹，治本病 70 例，疗效甚佳。

（二）分　述

【原文】

痈发于嗌中，名曰猛疽①，猛疽不急治，化为脓，脓不泻，塞咽，半日②死。其化为脓者，泻③也，则合④豕膏⑤，冷食⑥，三日而已。（《灵枢·痈疽篇》）

【注释】

①猛疽：亦称结喉痈，因其毒势猛烈故名。

②半日：《千金翼方》卷二十三"半日"下有

"而"字。

③泻:《太素》卷二十六《痈疽》,泻下补"已"字。《千金》《外台》同。

④合:《太素》卷二十六《痈疽》作"含"。

⑤豕膏:张景岳曰:"豕膏,即猪脂之炼净者也。"

⑥冷食:《太素》卷二十六《痈疽》、《外台》卷二十四,"冷食"上并有"毋"字,即禁止之义。刘衡如云:"冷"为"令"字之误,则与"无食"义同。(《灵枢经》校勘本)

【凡按】

痈疽发生在结喉的,为猛疽。不急治即化脓,若不将脓液排出,便会使咽喉堵塞,旋即死亡。已化脓的,先刺破排脓,与加减普济消毒饮,再口含猪油,不要过早咽下,这样,三天可愈。加减普济消毒饮系《温病条辨》方,即普济消毒饮去升、柴、芩、连。恐其升散太过及苦寒伤中也,此症亦常见于小儿扁桃体化脓,先刺后药,治法亦同。

【原文】

阳气大发①,消脑留项,名曰脑烁②,其色不乐,项痛而如刺以针,烦心者死不可治。(《灵枢·痈疽篇》)

【注释】

①阳气大发:形容邪热亢进的现象。

2257

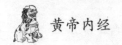

②脑烁：《千金翼》作"脑烁疽"，烁是消烁，烈火溶金的意思。本症因生项部，热毒极盛，其严重的可以上至脑顶，下至大椎，脑部象被邪热在消烁着，所以亦称"脑烁"。《医宗金鉴》名脑疽，亦称"对口疮"。

【名家论述】

郭霭春："阳邪之气亢盛，销烁脑部，而流注于项部的，名曰脑烁。形状并不肿赤，脑项疼痛象针刺一样。进而心中烦躁不安，这种病，古认为不治之症。"

【凡按】

《谢氏外科治法》："对口发背不拘偏正……色红而高肿，按之而即痛者为阳，色白而平板按之而不痛者为阴。""皮薄红肿热痛焮发为痈（按：痛如针刺），证见舌赤口渴者，与五花地丁饮加银花、甘草、花粉、生地、黄连，凉血清热以解其毒，如毒犯延髓，则心烦神昏而危殆，故经言如此。皮厚难破者为疽，阴证轻者木硬，重者毒气将陷，全不知痛，宜急施桑柴烤法或艾灸法，以痛为度。"

黄竹斋："治一例患者，男，患右项靠肩背生一阴疽，如小碗大，坚硬如石，皮色不红，数十日化脓，西医院诊为深部寒性脓疡，注青

2258

霉素，抽脓，无好转，先生诊为上石疽属寒凝气血壅滞颈项之阴疽。据舌质淡，苔白腻，脉沉迟，法当大补气血，助阳散寒，呼脓拔毒，托里生肌。用发面饼作圈形围护疮口，用大炷艾绒放于圈内，燃灸十四壮，灸后疮面红肿高大，次日疮顶皮软，用三棱针点刺出脓，内服十全大补汤，每日一剂。外用玉红膏加渗红升丹提脓生肌，十余日疮口愈合恢复健康。"寒性阻疽，若以阴法治之。将不愈反殆，此黄老治病以人为本也。

此以灸法挽回垂死之生命。《医学入门》指出："虚者灸之，使火气以助元气也；实者灸之，使实邪随火气而自散也；寒者灸之，使其气复温也；热证灸之，引郁热之气外发，火就燥之义也。"但活法在人。

【原文】

寒热瘰疬①在于颈腋者，……此皆鼠瘘②寒热之毒气也，留于脉而不去者也。（《灵枢·寒热篇》）

【注释】

①瘰疬：是一种顽固性的外科疾患，多生于颈部或腋下，状如硬核，推之不动，小者为瘰，大者为疬，可由少增多，由小渐大，溃后即成鼠瘘，其症多伴寒热。

②鼠瘘：《说文》："瘘，颈肿也。"

【名家论述】

莫文泉："瘘之称鼠，取窜通经络之义。此病初起曰

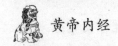

瘰疬，从其外症命之；已成曰鼠瘘，从其内部命之。经称
'寒热鼠瘘'别之以此。"

【凡按】

秦伯未立消磨痰核法，主治皮里膜外，痰核流注，方
用淡海藻、白芥子、大贝母、山茨菇、炙僵蚕、海蛰皮
（海蛰皮当重用，煎以代水），配伍严谨，左右逢源。

此证，现代医学认为属淋巴结核一类疾病。中医治法
未溃者宜化痰软坚散结，与海藻玉壶汤加碱，方中有甘草
与海藻相反相成，其效益著。已溃者宜益气养血，托毒生
肌，与人参养营汤加减。

【原文】

鼠瘘之本，皆在于脏，其末上出于颈腋之间，其浮于
脉中，而未内著于肌肉，而外为脓血者，易去也。……请
从其本引其末①，可使衰去，而绝其寒热。审按其道以予
之，徐往徐来②以去之，其小如麦者，一刺知③，三刺而
已④。（《灵枢·寒热》）

【注释】

①从其本引其末：本，指发病根源，末，指见于外的
症状，就是要从病源着手治疗。

②徐往徐来：徐，指缓慢，指刺治的补泻手法，用针
出入宜缓。

③知：指见效。

④已：指治愈。

【名家论述】

陈茂梧："抗结核，用猫爪草、天葵子、苡仁、蒸百部、牡蛎、天龙。功用是清热祛痰、软坚散结抗痨虫"。

【凡按】

本条提出"从其本而引其末"的治疗原则、治小治早的刺疗方法。"其小如麦粒者，一刺知，三刺而已"，此并非虚言，醴陵老中医殷孝吟以地牯牛（即蚁狮）为主药，配入乳香、没药、麝香等制成"蚁狮膏"，治淋巴冷结节，出现于颈、项部其大如梅核者，先用燔针（火针）刧刺（迅速拔针），注意避开血管，针入勿透内膜，随针刺孔纳入"蚁狮膏"一绿豆大，外部盖以胶布。24 小时其核化为豆腐渣从针口流出，流尽核消而自然愈合，余用此法治1 例女性项部瘰核患者，亦收同样的效果。

本病常见于忧思郁结的妇女，宜调肝开郁，可与丹栀逍遥散（方中丹皮、桑叶是叶天士清解少阳郁热之要药，逍遥散是赵养葵"木郁则达之"的总方）。儿童患此更多，宜瓜贝养营汤加减以治本为主。

【原文】

风客淫气……因而饱食，筋脉横解①，肠澼②为痔。（《素问·生气通天论》）

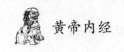

【注释】

①横解：即扩张之意。

②肠澼：古作肠辟。《太素》杨注："肠辟"谓"肠辟叠"，其说甚与痔的形成合乎机理。

【名家论述】

张景岳："风邪既淫于外，因而饱食，必伤肠胃，压迫下部筋脉横解，肠澼不已则形成痔疮。"

【凡按】

"十男九痔"，痔多见于劳逸失度之人，治宜清肠止血，疏风行气，可与槐花散，具有后重者，用补中益气汤加减。经旨揭示人们饮食有节，劳逸适度，防止痔疮的形成，具有积极意义。若能隅反，则诸病防治皆然。

【原文】

发于足指（趾），名脱痈①，其状赤黑②，死不治；不赤黑，不死。治之不衰，急斩③之，不④则死矣。（《灵枢·痈疽篇》）

【注释】

①脱痈：《鬼遗方》卷四作"脱疽"。

②赤黑：《甲乙经》卷十一第九下，"赤黑"下有"者"字，下"不赤黑"句同。

③斩：《太素》、《甲乙经》"斩"下并有"去"字。

④不：《甲乙经》、《鬼遗方》"不"下并有"去"字。

【名家论述】

张景岳："六经原腧皆在于足，所以痈发于足者，多为凶候。至于足趾，又皆六井所出，而痈色赤黑，其毒尤甚。若无衰退之状，则急当斩去其趾，庶得保生，否则毒气连脏，必至死矣。"

【凡按】

唐·孙思邈在《千金翼方》中也有关于"脱疽"的记载，主张"毒在肉则割，毒在骨则切"的手术疗法。

崔公让等撰《脱疽》专著云："现代医学认为脱疽的病理是血管堵塞，血流减少或完全中断，致使组织发生的缺血缺氧性坏疽。其局部体征：坏疽将要发生时，皮肤呈现紫绀色，坏死区组织已经脱水干瘪、萎缩呈干尸状，如果合并感染缺血肢体可因血管扩张而见局部潮红肿胀、渗出而极度痛苦。肢体淋巴管与淋巴结可能充血发红，并有明显压痛。脱疽的临床治疗：1.制动，科学的处理方法是：将缺血肢体平放、保暖、限制活动（按：多动可以增加缺血肢体的耗氧量）。2.熏洗疗法：借中草药活血、温阳、解毒化瘀的药理作用，宜根据不同的阶段、不同的病情，熏洗药物也随之变化。"初起治宜清热解毒化瘀通络，如四妙勇安汤加毛冬青、夜交芪、蒲公英、银花藤之类，瘀为病之本，如丹参、赤芍、丹皮，配虫类通络，如水

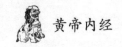

蛭、地龙、地鳖虫，以走窜经络，促进侧支循环的建立。以避免截肢之苦。本症剧痛，用杜冷丁，只能控制两小时，改用中药仙鹤草、白英、常春藤、鸡矢藤、鸡血藤、失笑散，神疲气乏者，加北黄芪、升麻，外用鲜鸡矢藤捣烂敷局部，益气活血，通络止痛，常收良效。

陈耀堂："治一脱疽患者，肢冷脉伏，患肢青紫而冰凉，大趾、次趾已发黑脱落，余下三趾也有发黑趋势。初用附子15克，配以当归、桂枝、黄芪、丹参、红花等温阳益气活血，效不显，中趾更发黑。乃递加附子至90克，患肢肤色始转正常。发黑之中趾也未坏死，以后病情渐趋稳定。"此"始传热中，末传寒中"即治病治人，避免了切肢之患。

【原文】

高粱之变，足生大丁，受如持虚。（《素问·生气通天论》）

【名家论述】

张景岳："高粱，即膏粱，肥甘也。足，多也，厚味太过，蓄为内热，其病多生大疔，热侵阳分，感邪最易，如持空虚之器以受物，故曰受如持虚。"

【凡按】

"高粱之变"多由误食疫死的禽兽而发病，疔疮初起一粒胡椒大，麻木不痛，使人不注意。陈实功《外科正宗》云："疔疮须一划，内毒宜汗泄，禁灸不禁针，怕绵不怕铁。"对局部来说，"诸疮宜散，疔疮宜聚"，初起宜五花地丁饮，外用拔疔散，头面之疔，烦热便秘者宜疏通地道，与泻疔毒丸。余治一屠夫，因宰瘟猪，其骨刺伤五指，即生五疔，余用张山雷《疡科纲要》拔疔散，即喉症异功散外敷，内服五花地丁，饮而愈。拔疔散以斑蝥为主，宜平时制备。

【原文】

汗出见湿，乃生痤疿①。(《素问·生气通天论》)

【注释】

①痤疿：痤，小疖；疿，汗疹。又称热痱子。王冰云："阳气发泄，寒气制之，热怫内余，郁于皮里，甚为痤疖，微为痱疮。"

【凡按】

此属湿热怫郁，多见于夏令小儿，以其皮肤薄嫩，易于感染，治宜清热利湿，与银花六一散，外用滑石配冰片少量，研极细扑患处，反复用之则愈。

更有婴儿湿疹，俗称"奶癣"，亦多见于夏令。本病的发生与婴儿先天素质有关，是一种全身情况的局部反映。故应以内外结合的整体疗法。内服苍术、荷叶、苡仁、土茯苓、甘草，以清化湿之源，外用黄药子煎汤浴洗，并以滑石、明雄、青黛、冰片制粉外扑以洁其流，忌

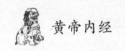
海鲜。按法治之屡效。

【结语】

《内经》对外疡分痈疽两大类型，痈，多因风火热毒、膏粱厚味而发，其形高肿色赤，发热痛剧，皮薄光亮，易脓易敛者属于阳证。疽，多因阳气不足，质坚而木痛，其形平塌或内陷，色白而苍，按之不热，化脓缓慢，疮口迟迟不敛，病程长而治疗棘手。

《内经》明确指出，外疡不是一个孤立的症状，而是同内在脏腑有密切关系的，如"鼠瘘之本，皆在于脏，其末上出于颈腋之间"，治则"必伏其所主，而先其所因"。又如"发于足趾，名脱疽，其状赤黑，死不治；不赤黑，不死，不衰，急斩之，不则死矣。"这些法则都是中医治疗的特点。而且早在二千年前，中医已认识到手术治疗之必要。另一方面，清·陈实功说，中医外科，是以内科为基础，整体观为前提的，外证内治，治早治小，常收到意想不到的疗效。

现代医学对人体的系统监测更重视，不但要使人们肌体极少患病，更要使人们精神健康。迎接医学的第二次革命，向非传染性疾病作斗争将是我们医务工作者的严峻任务。